高血压防治常识

丛书主编　邹志江

丛书副主编　刘亦文　万德芝　王少臣

丛书编委　（按姓氏笔画顺序）

万　娟　万德芝　王少臣　卢小凡　付　恺

许乐为　刘亦文　邹志江　陈国安　吴寒冰

杨　冰　欧阳宗保　张　莉　徐雅金　龚小平

黄迅前　曾庆勇　熊　丽　戴岳华　瞿　园

本书主编　罗　伟　李　萍

本书副主编　罗　娜

U0309758

江西科学技术出版社

前　言

　　健康是促进人的全面发展的必然要求，是国家富强和人民幸福的重要标志。习近平总书记指出，没有全民健康，就没有全面小康。党的十八届五中全会从协调推进"四个全面"战略布局出发，提出"推进健康中国建设"的宏伟目标，江西省人大十二届五次会议通过的政府工作报告中提出的"推进健康江西建设"，充分体现了党和政府以人为本、执政为民的理念，凸显了党和政府对维护国民健康的高度重视与坚定决心。

　　随着国家经济的发展，人民生活水平的提高，如何提高国民的健康素养，有效增进国民的健康水平，是迫在眉睫的重大问题，而这个问题的改善需要社会各界有识之士共同努力。

　　在增进健康的努力中，人们往往过分依赖于医生、药物和医疗设施，却很少重视自身在增进健康中的主导作用，常常自叹工作忙而忽视自我保健，以致产生许多本来可以预防和避免的疾病；部分本来可以根治的疾病，也因此失去了治疗良机，导致健康水平的降低。在日常生活中，有些人被疾病折磨了几十年，仍对自己所患的疾病一无所知，或者知之甚少，把疾病康复的希望全部寄托在医生身上。实际上，医生并不是疾病预防和康复的主体，真正的主体是自己。就拿冠心病来讲：高胆固醇饮食、吸烟、肥胖、高血压和紧张情绪等均是引起和加剧冠心病的危险因素，而这些心理和行为因素都属于可以通过行为方式的改变而消除的危险因素。至于疾病的康复手段和方法，除了药物外，诸如运动、饮食等养生保健方法，更是医生所替代不了的。

依靠自己的主观努力，积极采取一切可以促进健康的自我保健方法，积极配合医生，同不健康、虚弱、疾病、衰老作斗争已越来越被人们所重视。另外，随着国家医疗体制改革进一步深化，医疗保险制度的普及和完善，人们迫切需要一套能比较系统、全面指导预防、医疗、保健、康复的医学科普书籍。为此，我们组织医学专家撰写了这套《健康素养系列丛书》，力求以通俗易懂的文字，把人们日常生活中最常见而又容易忽视的健康知识奉献给关心和爱护健康的人们。

《健康素养系列丛书》为人们防治常见病、慢性病提供了行之有效的自我保健方法，对提高生活质量作了精辟论述，是一套有别于医学专业书籍的新颖的科普知识系列读本。本丛书面向基层，面向群众，通过阅读，使读者能在自己的努力下，进行自我强身，以增强体质，减少疾病；一旦患病，以利尽早发现，及时治疗，早日康复，将疾病带来的损害降至最低限度；讲究实用，力求做到易读、易懂、易操作。一书在手，犹如请了一位家庭医学顾问。

限于水平与时间，本套丛书不足之处在所难免，望广大读者批评、指正。

目录
CONTENTS

第一章　认识高血压

1　高血压的概念　/002

2　当代诊断高血压的标准　/004

3　影响血压波动的因素　/006

4　引起高血压的危险因素　/008

5　高血压患病率的一般规律　/010

6　高血压患者应做的辅助检查　/012

7　高血压非药物疗法的概念　/014

8　高血压治愈的可能性分析　/016

9　肾实质性高血压的概念　/018

10　颈椎病与高血压的关系　/020

11　血压难降的原因　/022

12　当代防治高血压的新观念　/024

13　24 小时动态血压监测的概念　/026

14　知晓血压和控制目标的方法　/028

第二章　常见高血压种类

1　白大衣性高血压　/031

2 盐敏感性高血压 /033

3 继发性高血压 /035

4 高血压肾病的类别 /037

5 肾血管性高血压 /039

6 内分泌疾病伴高血压的类别 /041

第三章 不同人群的高血压

1 年轻人高血压的特点 /044

2 女性特殊类型高血压的特征 /046

3 确定儿童高血压的方法 /048

4 老年人高血压的特点 /050

5 妊娠期高血压的特点 /056

第四章 高血压引发的病症关系

1 高血压性心脏病发生的原因 /060

2 单纯舒张期高血压的概况 /062

3 高血压患者脉压增大的危害 /064

4 高血压与心律失常的关系 /066

5 糖尿病与高血压的关系 /068

6 高血压与痴呆的关系 /070

7 体位性低血压的概念 /072

第五章　常规防治高血压的方法

1　应对年轻人高血压的方法　/075

2　在家急救高血压急症的方法　/077

3　处理白大衣性高血压的方法　/079

4　应对临界高血压的方法　/081

5　高血压患者进行低盐饮食的方法　/083

6　高血压患者夏日调整降压药的方法　/085

7　糖尿病合并高血压的降压方法　/087

8　治疗高血压合并心力衰竭的方法　/089

第六章　高血压患者在日常生活中的注意事项

1　高血压患者应警惕视网膜病变　/092

2　高血压患者头痛要少用止痛药　/094

3　高血压患者开车时应该注意的事项　/096

4　高血压患者寒冬时需谨慎洗澡的原因　/098

5　患者服降压药时应注意食物搭配　/100

6　长期睡眠不足对高血压的影响　/102

7　不能骤停的降压药种类及原因　/104

8　对血脂有影响的降压药种类　/106

9　高血压患者要远离噪声　/108

10　高血压患者应关注清晨血压　/110

11　首诊时应当测量双臂血压　/112

12 高血压"健康膳食"的概念 /114

13 应慎与降压药同服的药物 /117

14 高血压患者用药的误区 /119

15 高血压患者外出旅游时的注意事项 /121

16 在降压过程中切莫擅自加药或停药 /123

17 防治高血压饮酒越少越好 /125

18 治疗高血压需要联合用药的原因 /127

19 高血压患者使用阿司匹林的方法 /129

20 高血压患者的家庭护理 /131

第七章　高血压与脑卒中

1 脑卒中的概念 /134

2 高血压与脑卒中的关系 /136

3 脑卒中的危险因素 /138

4 高血压与腔隙性脑梗死的关系 /141

5 诊断脑卒中的辅助检查 /143

6 高血压性脑出血的诊断 /145

7 应对突发脑卒中的方法 /147

8 高血压伴脑卒中的康复治疗 /149

第一章

认识高血压

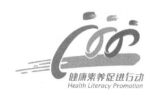
1 高血压的概念

血液从心脏流入动脉会对动脉壁产生压力，叫动脉血压（简称血压）。随着心脏的收缩与舒张，产生收缩压和舒张压。收缩压与心脏的收缩力有关，舒张压与血管的弹性有关。血压的高低用血压计在肱动脉上测得的数值来表示，以 mmHg（毫米汞柱）或 kPa（千帕斯卡）为单位。

医学上将高血压分为原发性高血压（称为"高血压病"）和继发性高血压两大类：

①原发性高血压：病因未明者为原发性高血压（占患者的90%～95%）。除了与高血压本身有关的症状外，长期高血压还可能成为多种心脑血管疾病的重要危险因素，并影响其他重要脏器的功能，如心、脑、肾的功能，最终还可导致这些器官的功能衰竭。

②继发性高血压：5%～10%的高血压患者可找出高血压的病因，若血压升高是某些疾病的临床表现，则称为继发性高血压。通过临床病史、体格检查和常规实验室检查可对继发性高血压进行简单筛查。

调查证明，由于人们生活水平的提高、生活节奏的加快、饮食结构的不合理和缺乏运动等原因，我国高血压的发病率逐年增加。2014 年《中国心血管病报告》显示，患者已达 2.7 亿。如今高血压已成为常见病、多发病。据统计，45 岁以上人群患病率已超过 50%。高血压的并发症（脑卒中、心血管病及肾脏病）严重危害人们健康，成为重大公共卫生问题。这意味着在我国多数高血压患者不知道自己患病。因此，高血压防治任务相当艰巨。

高血压患者大部分有六大症状信号：头痛（部位多在后脑）；眩晕（女性患者较多）；心悸气短（心肌肥厚所致）；失眠（易做噩梦、易惊醒）；耳鸣（双耳）；肢体麻木（常见手指、脚趾麻木或皮肤如蚁行感，手指不灵活等）。

长期的高血压可影响人体重要靶器官（如心、脑、肾等）的结构和功能，加重动脉硬化，最终导致器官功能衰竭。尽管目前对高血压的研究很多，但都没有大的突破，没有根治的办法，仍需终身服药治疗。当前，高血压在我国存在着"三高"（高患病率、高致残率、高死亡率）和"三低"（低知晓率、低服药率、低控制率）现象。因此，人们应当提高对高血压的关注度。

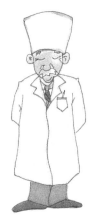

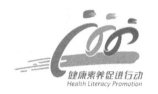
2 当代诊断高血压的标准

根据《中国高血压防治指南》（2010 年版），测量血压的要求是：测量非同日 3 次血压，应相隔 1～2 分钟重复测量，取 2 次读数的平均值记录。如果收缩压或舒张压的 2 次读数相差 5mmHg（毫米汞柱，1mmHg = 0.133 kPa）以上，应再次测量，取 3 次读数的平均值记录。

当前高血压患者已普遍使用电子血压计在家自测血压。无论哪种血压计，都要遵循测量血压的要求，以保测值准确：安静休息 5 分钟，测量前排空尿，肌肉放松；测量前 1 小时不吸烟、不饮酒；测量时不要讲话；当患者发生心房颤动时，则需测量 3 次，取其平均值为测值。

根据《中国高血压防治指南》（2010 年版），高血压的诊断标准为：

①正常血压：收缩压 < 120mmHg，舒张压 < 80mmHg。

②正常高值血压：收缩压 120～139mmHg，舒张压 80～89mmHg。

③高血压：收缩压≥140mmHg，舒张压≥90mmHg。

④一级高血压（"轻度"）：收缩压140～159mmHg，舒张压 90

~99mmHg。

⑤二级高血压（"中度"）：收缩压 160~179mmHg，舒张压 100~109mmHg。

⑥三级高血压（"重度"）：收缩压 ≥180mmHg，舒张压 ≥110mmHg。

⑦单纯收缩期高血压：收缩压≥140mmHg，舒张压 <90mmHg。

⑧单纯舒张期高血压：收缩压 <140mmHg，舒张压≥90mmHg。

据调查，我国人群血压水平从 110/75mmHg 开始，随着血压水平升高，心血管发病危险持续增加。与血压 <110/75mmHg 比较：血压 120~129/80~84mmHg 时，发病危险增加 1 倍；血压 140~149/90~94mmHg 时，发病危险增加 2 倍；血压 >180/110mmHg 时，发病危险增加 10 倍。研究还表明，高血压已成为我国人群脑卒中发病的最重要的危险因素。据我国临床综合分析，收缩压每降低 9mmHg，或/舒张压每降低 4mmHg，脑卒中危险减少36%。因此，高血压患者通过药物保持血压在正常水平是关键。

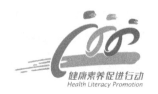
3 影响血压波动的因素

医学研究发现，造成人体血压波动的因素主要有以下几方面：

①生理活动：一般在安静、休息、心平气和状态下血压较低；劳动、情绪变化（如高兴、悲伤、紧张）、进食、排便均可使血压升高。剧烈运动会使收缩压上升20mmHg左右。

②季节变化：多数情况下，无论血压正常的人或是高血压患者，血压在冬季会偏高于夏季。

③昼夜变化：一般来说，人体的血压在一天之内会有正常的波动。早晨起床之后血压开始逐步上升，中午时到达最高值；午后血压逐渐下降到一个较低的水平，到傍晚时分再次上升，达到一天中的另外一次峰值；直到夜间入睡以后血压又再次回落，在2～3时降至最低。这样一个"两峰一谷"的模式构成了人体血压的正常波动。血压在昼夜24小时内呈现一种生物钟节律波动，在6～8时及18～20时血压较高，在夜间睡眠过程中人体血压一般下降10%～20%（即"勺型血压"）。一般认为，只有顽固性高血压的患者波动小，且其最低值不能达到

正常值范围。引起血压在 24 小时内波动的原因，主要与血浆去甲肾上腺素水平及压力感受器反射的敏感程度有关。生理情况下的血压波动是人体的自我调节与适应过程，出现波动是正常的，大可不必担忧。

④年龄因素：老年人血压更高、更易波动；精神上的微小刺激也可使血压升高。原因是动脉硬化使血管弹性降低，不能很好适应心脏排血量的变化。

⑤体位因素：正常人的血压随体位不同而有所变化，立位时高，坐位次之，卧位时低。因为立位时血压必须调节得略高一些，才能保证头部血液供应。老年人由于压力感受器和血液循环调节功能减退，在突然起坐或突然站立时，血压下降较明显，会出现"体位性低血压"（又称"直立性低血压"）。

⑥其他因素：吸烟、进餐、饮酒、喝咖啡、饮食量多、进食的咸淡、使用升高血压的药物或保健品，都可能引起血压波动。

正确地认识影响血压波动的因素，对高血压的诊断和治疗有重要意义，至少不能凭一次随测血压读数来确定人体的血压水平，重复检测血压非常重要。

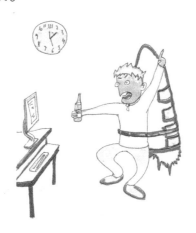

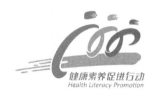
4 引起高血压的危险因素

高血压患者由于动脉压持续性升高，引发全身小动脉硬化，从而影响组织器官的血液供应，引发各种并发症（如冠心病、脑卒中、心力衰竭、肾损害、周围动脉疾病等）。

医学研究显示，高血压的产生是遗传因素和环境因素相互作用的结果，而不良的生活方式起着重要的作用。高血压的危险因素有很多，有一些是可以控制的，另一些则不能控制。

①不可控制危险因素：第一，年龄：据统计，65～74岁有65%的人患高血压，75～84岁有75%的人患高血压，85岁以上有95%的人患高血压，说明高血压的患病率随着年龄的增高而升高。第二，遗传因素：它对高血压的发病起着很重要的作用。医学研究显示，父母一方有高血压者，子女的患病率就达28.3%；父母双方均为高血压患者，子女患病率就升至46%。

②可以控制危险因素：第一，吸烟。第二，肥胖：体重指数增加是高血压病最危险的因素；肥胖人脂肪多，这不仅容易引起动脉硬化，而且还因脂肪组织内微血管

的增多，造成血流量增加，结果易产生高血压。第三，饮食：钾和钙摄入量长期过低，也是使血压升高的因素之一。第四，精神紧张：长期精神紧张、愤怒、烦恼，环境的恶性刺激，如噪声，都可以导致高血压的发生。第五，过度饮酒：酒能引起高血压，且加重高血压，损害心脑血管。第六，高盐饮食：据测算，摄盐量每增加1g，可使平均收缩压增高2mmHg，舒张压上升1.7mmHg。但并非每个人饮食中多吃盐都会引起高血压，在人群中大约20%的人吃多了盐会得高血压，医学上称之为"盐敏感性"患者。已有高血压的患者，限盐对降压也是有利的。目前主张每人每日摄盐量应少于6g。第七，缺乏体育锻炼等。

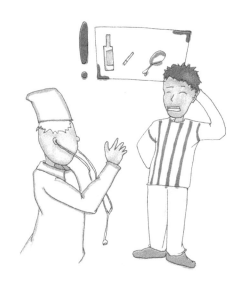

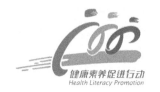
5 高血压患病率的一般规律

据调查发现，高血压患病率的一般规律为：

①患病率与年龄呈正相关，中老年人高于青少年。

②女性更年期前患病率低于男性，更年期后可高于男性。

③患病率有地理分布差异：寒冷地区高于温暖地区，高海拔地区（高原地带）高于低海拔地区（平原地带）。

④同一人群有季节差异：冬季患病率高于夏季（夏季人体周身血管舒张、血流加快、阻力减少，容易出汗，排钠多，肾脏负担相对减小，部分患者的血压比冬季低5～10mmHg）。

⑤患病率与饮食习惯有关：高盐饮食人群高于低盐饮食人群，经常大量饮酒者高于不饮酒或少饮酒者。

⑥与经济文化发展水平有关：经济文化落后的地区患病率低于经济文化发达地区。经济文化越发达，人均血压水平越高。

⑦患病率与人群肥胖程度呈正相关（肥胖、超重者患病率高），与体力活动水平呈负相关，不经常从事体力劳动者（"宅男宅女"和办公室"久坐族"）患病率高。

⑧与遗传有一定关系：患病率与直系亲属是否患高血压明显相关。

⑨与腹部肥胖有关：腹部肥胖者患病率高于腹部正常者。

⑩精神经常处于高度紧张状态者患病率高（如驾驶员、证券经纪人、会计、医务人员、记者等是高血压的高危人群）。

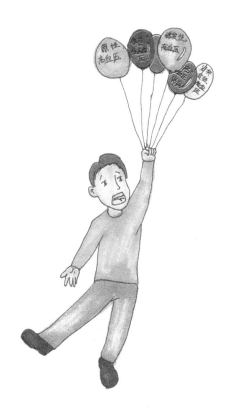

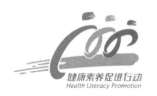
6 高血压患者应做的辅助检查

通常针对高血压所致的"心、脑、肾靶器官损害"，对高血压患者应做的辅助检查包括：

①心电图、超声心动图（彩超）检查：心电图：可以发现是否有高血压导致的左心室肥厚伴劳损、心律失常等。超声心动图：可以证实左心室肥厚（左心室后壁、室间隔肥厚），检出左心室射血分数（正常值50% ~ 70%），以判定心功能等。

②胸部X线照片、颅脑或磁共振检查：胸部X线照片：可以发现是否有主动脉纤曲延长、左心室扩大等。颅脑（或磁共振）：可以发现是否有脑微小血管堵死，形成腔隙性脑梗死（脑腔梗）、脑梗死、脑萎缩、缺血灶、出血灶等病变。

③血液生化检查：血脂：可发现是否有血脂异常，如血清总胆固醇、甘油三酯、低密度脂蛋白胆固醇增高，而高密度脂蛋白胆固醇降低等。血糖：可发现是否有合并糖尿病。肾功能：可发现是否有肾功能损害、高尿酸血症等。血电解质（血钾、血钠等）：可发现是否有继发性高血压（如原发性醛固酮增多症患者可出现低血钾、

高血钠）。同型半胱氨酸（如升高为 H 型高血压）等。

④尿常规检查：可发现是否有肾损害产生的蛋白尿等。肾浓缩功能受损时尿比重逐渐下降，可有少量尿蛋白、红细胞，偶见管型。随肾病变进展，尿蛋白量增多，良性肾硬化者，如 24 小时尿蛋白在 1g 以上时，提示预后差。

⑤眼底检查：测量视网膜中心动脉压，可见增高，在病情发展的不同阶段可见眼底变化。

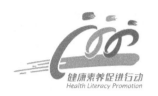
7 高血压
非药物疗法的概念

高血压的非药物疗法是指不通过药物而能达到控制和治疗高血压的疗法。

医学研究表明，高血压患病与不良生活习惯和饮食结构有着十分密切的联系。因此，有针对性地采取非药物治疗措施，对高血压病的预防和治疗都有十分重要的意义。在原发性高血压患者中，有60%～70%为轻度高血压，对于这些患者应首先采用非药物治疗，一般都会起到良好的控制作用。即使在采用药物降压治疗的同时，也必须采取非药物治疗的手段，这样做可以有效地控制血压，大大降低高血压所引起的心、脑、肾并发症发生的概率，起到事半功倍的作用。

非药物治疗一般包括以下几个方面：

①适量运动：高血压患者。根据自己的具体身体状况，进行一些锻炼，如步行、慢跑、游泳、骑车、打太极等。每天至少锻炼30分钟。

②合理膳食：减少钠盐的摄入。世界卫生组织（WHO）建议每人每日食钠量不超过5g。减少膳食脂肪，补充适量优质蛋白，建议改善动物性食物结构，减少摄

入含脂肪高的猪肉，增加含蛋白较高而脂肪较少的禽类及鱼类。注意补充钾和钙，多吃水果与蔬菜。

③戒烟限酒：对于高血压患者来说，戒烟是非常重要的，酒对心血管有双向作用。尽管有证据表明，非常少量的饮酒可能减少冠心病发病的危险，但饮酒可增加所服用降压药物的抗性，因此建议饮酒越少越好。

④减轻精神压力，保持心情愉悦：长期遭受精神压力和心情抑郁，是引起高血压和其他一些慢性疾病的重要原因之一。在这种精神状态下，高血压患者会以酗酒、吸烟等来排解心中的压力，这对健康十分不利。

⑤减重：建议体重指数应控制在 24 以下。减重的方法是：一方面减少总热量摄入，强调少脂肪，限制过多碳水化合物摄入；另一方面则需要增加体育锻炼，减肥对血压的益处是持久的。

当然，从治疗的角度来讲，非药物治疗只能作为治疗高血压的一种辅助治疗手段。不同情况的高血压患者，还要按照医生的治疗方案采用不同的药物疗法。

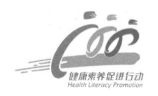

8 高血压
治愈的可能性分析

高血压可以分为继发性高血压和原发性高血压。高血压能否彻底治愈？

①继发性高血压：指的是由于肾脏疾病、肾动脉狭窄、肾上腺肿瘤等因素引起的高血压，这一部分高血压有些可以通过处理原发疾病而使得血压恢复正常。比如：肾动脉狭窄的情况可以通过在狭窄的血管内放置支架消除狭窄。肾上腺肿瘤可以通过手术摘除肿瘤等。原发疾病去除后，血压也随之降到正常。但是，这一类继发性高血压的患者并不多，占患者总量的5%～10%。

②原发性高血压（又称高血压病，占患者总量的90%～95%）：我们通常所说的高血压就是指原发性高血压。这一类高血压是由多种因素综合作用引起的，而非某一种单独的病因。这种高血压一旦发生，多数情况是无法完全根除的。到目前为止，原发性高血压尚没有肯定的根治药物或单一手段。所以，需要长期坚持调整生活方式，坚持服用有效的降压药物，长期监测血压。有的患者血压控制得很好，但担心长期用药会产生依赖性或药物副作用，而自行停药，停药后血压上升（反弹）

又开始服药。殊不知血压一降一升，波动过大，会加重心、脑、肾靶器官损害。

必须再次提出的是，原发性高血压是一种慢性顽固性疾病，即使连续服用降压药物很多年且血压稳定，如骤然停药，其血压仍可急骤上升。因此，医生建议患者要终生服药，如果血压控制好，可把药量减少（如每天半量），而不建议完全停药。

根据报道，英国一所大学的研究人员发现，降压药吃吃停停会让心脏病或脑卒中风险增4成。研究人员选取了1.4万余名高血压患者，监测了他们服降压药的频率，结果显示，患者服药不规律导致血压波动的幅度是预测死亡率的一个重要指标，血压长时间波动会让早亡的风险增加25%，脑卒中和心脏病发作的可能性增加42%。研究人员解释，这项研究再次证实了规律服降压药、按时监测血压的重要性。故应坚持每日服药，切不可随意停药。此外，精神放松、减重、坚持体育锻炼，也会起到平稳血压的作用。对大多数高血压患者来说需终生服药。

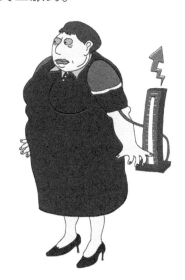

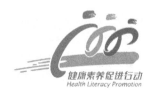
9 肾实质性 高血压的概念

　　所谓肾实质性高血压，是指原发性或继发性肾脏实质病变所引起的高血压。肾实质性高血压一直被认为是最常见的继发性高血压，占高血压人群的 5% ~ 10%。其常表现出顽固性或难治性，也是青少年高血压急症的主要病因。

　　各种原因如慢性肾小球肾炎、慢性肾盂肾炎、糖尿病肾病、结缔组织病、多囊肾等疾病均可引起肾功能损害，引起肾实质性高血压。虽然不同肾实质性高血压的发生率不同，但仍有规律，即肾功能损害越重，高血压发生率越高，肾衰竭后期的患者，80% 以上并发不同程度的高血压。

　　发生肾脏疾病时，导致血压升高的因素有很多，如水钠潴留导致血容量增加，肾素——血管紧张素系统活性增加，肾内降压物质（如前列腺素、缓激肽）分泌减少、活性减弱，交感神经兴奋性增加，导致全身小动脉痉挛等。其中以水钠潴留导致血容量增加和肾素——血管紧张素系统活性增加最为重要。

　　肾实质性高血压主要诊断要点有：

①患者一般年龄较轻。

②既往有肾病史。

③血压以舒张压较高，脉压小，血压中、重度升高为特点。

④常有肾病的迹象，如贫血、血尿、蛋白尿、夜尿多等。

⑤B 超检查显示双肾实质病变。

肾实质性高血压患者多有急性肾炎、慢性肾炎、肾病综合征及慢性肾盂肾炎等肾脏病史，在高血压出现前已有蛋白尿、红细胞尿、水肿等肾脏病的常见临床症状，这些病史及症状有利于诊断。对于这一类患者，应在降压的同时，积极治疗原发病。血管紧张素转化酶抑制剂对肾脏有保护作用，除降低血压外，还可以减少蛋白尿，延缓肾功能恶化，因此常作为首选用药。

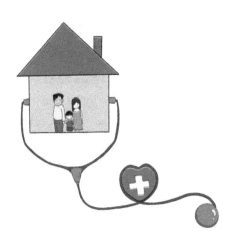

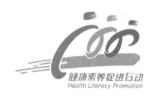

10 颈椎病与高血压的关系

临床上发现，有少数颈椎病患者可引起高血压。顾名思义，由颈椎病引发的高血压称为"颈椎病性高血压"。其患病率约为颈椎病患者的 6.7%。颈椎病性高血压属于继发性高血压的一种，发生的确切原因至今尚不清楚。多数学者认为，是由颈椎及椎旁软组织损伤或颈椎骨刺、骨赘、颈椎间盘突出或颈椎失稳等退行性变，导致颈椎发生了无菌性炎症，进而压迫刺激颈神经根或交感神经链而引发。引起颈椎病性高血压的主要是椎动脉型颈椎病。当头部转到一个角度时，突出的椎间盘或增生物会压迫颈部血管、迷走神经，使椎动脉缺血，刺激颈动脉窦或血管壁上的感受器，反射性地引起血压升高。

必须指出，颈椎病患者不一定都有高血压，高血压患者也不一定都有颈椎病。颈椎病与高血压可以并存，没有因果关系，也可能是颈椎病引起高血压；有因果关系，需要仔细观察和治疗进行鉴别。

颈椎病性高血压表现如下：

①有典型的颈椎病临床表现及影像学改变，符合颈

椎病的诊断标准。

②高血压多呈阵发性，常因患者情绪波动或颈部过劳而被诱发。

③血压波动情况与颈椎病症状的缓急有关。

④降压药疗效不佳。

⑤颈椎病治疗后血压有所改善。

⑥患者一般无心、脑、肾等器质性病变。

颈椎病性高血压患者是否需要服降压药？如果是在感觉疼痛的时候出现血压升高，可以不必服降压药。如血压升高情况比较严重，可考虑服些"短效"降压药，如卡托普利等，它可以帮助患者在短时间内将血压降下来，防止发生意外。患者可到医院骨科，使用按摩、理疗、牵引等方法进行治疗，这样才能取得更好的疗效。

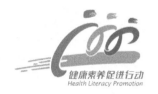
11 血压难降的原因

在医学临床实践中，发现少数高血压患者在降压治疗中出现"血压难降"的情况，这是怎么回事呢？一般地说，血压难降（称为难治性高血压、顽固性高血压）是指患者已使用 3 种及 3 种以上不同类型的降压药（其中之一为利尿剂），持续 3 个月以上，仍不能将收缩压和舒张压控制在目标水平（血压仍然 ≥140/90mmHg）。血压难降的患者临床上并不少见，尤其是在有并发症的老年人中更为常见。

遇到难治性高血压，首先要分辨原因、分析情况、恰当处理：

①自测血压的方法不妥。测量血压的袖带过小（肥胖患者），可致血压测值升高；在测量血压前半小时内喝咖啡或吸烟可引起血压短暂升高等。

②选用药物不当。不同的高血压患者病情不同，治疗原则也不相同。主张按病情选药和联合用药。

③未按照医嘱服药。服药不定时，擅自减少降压药的种类、剂量或次数，随意乱换降压药物等。

④未消除高血压诱因。生活无规律、过度劳累、睡

眠不足、精神紧张、心情抑郁、大量吸烟、过度饮酒、肥胖、缺少运动等。

⑤未查出的继发原因，未治好原发病。继发性高血压未将原发疾病治好，单纯降压是没有效果的。

⑥合并使用升高血压的药物或保健品。非类固醇消炎镇痛药（如吲哚美辛）、口服避孕药、糖皮质激素、可卡因、麻黄碱、泼尼松、甘草、人参等。

⑦肾功能不全、高钠盐摄入等。

⑧据报道，在难治性高血压中，少数患者可能由于血液中醛固酮水平升高，导致水、钠潴留所致。这部分患者，一般采取服用醛固酮拮抗剂，如螺内酯治疗，每日 20～40 毫克有效。

必须指出，临床上难治性高血压还有其他一些较复杂的原因，建议到正规医院找专科医生进行处理。

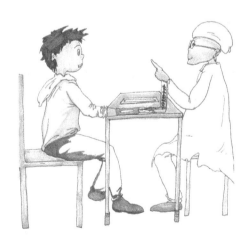

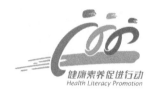

12 当代防治 高血压的新观念

血压升高可造成靶器官持续性损害，是脑卒中、心肌梗死、肾脏病重要的危险因素。降低血压可降低心脑血管病的发生，改善人类的生活质量，延长人类寿命。现代防治高血压有哪些新观念呢？

（1）如何正确处理不同水平的血压

①正常血压者：保持健康生活方式和行为；

②正常高值血压者：改变不良生活方式和行为（做到限盐、限制饮酒、减轻体重、坚持运动等）；

③高血压患者：坚持改变不良生活方式和行为；坚持合理使用降压药（选用长效降压药）。二者相辅相成，不可偏颇。不能用非药物疗法代替药物疗法。

（2）降压治疗对减少痴呆和改善认知功能有益

近年来，通过研究发现，血管紧张素Ⅱ受体拮抗剂在降低血压和减少心脑血管事件的同时，可改善高血压患者的认知功能。

（3）降压与调脂并用可减少患者的心血管危险

医学研究发现，单独控制血压或单独降低胆固醇，并不能预防大多数心脑血管事件。

（4）降压治疗时应避免影响患者的性功能

国外研究资料显示，因高血压本身影响性功能者占 9% ，受 β 受体阻滞剂影响者 26% ，受利尿剂影响者 13% ，合并糖尿病者 30% 。大家知道，高血压患者大部分处于中年期，出现性功能障碍对患者的正常生活有较大的影响，因此对其防治有特别的意义。多数研究认为，血管紧张素转换酶抑制剂或血管紧张素 II 受体拮抗剂不影响患者的性功能。

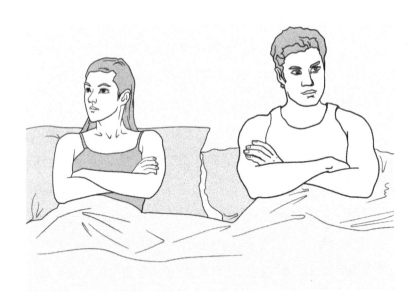

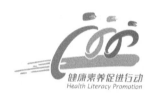
13 | 24 小时 动态血压监测的概念

通常人们测得的血压（在家自测或诊察室测）均属偶测血压。偶测血压存在一定的局限性：有的人在测量时由于心情紧张或情绪波动，造成血压读数偏高，只能代表受测者当时的血压状况，而不能反映全天的动态血压变化趋势。24 小时动态血压监测是让受检者佩带一个动态血压记录器，在日常生活环境中自由行动，仪器会自动按设置的时间间隔进行血压测量，提供 24 小时期间每间隔一定时间内的血压值，为了解患者全天的血压波动水平和趋势提供了有价值的信息，是高血压患者的"贴身小卫士"。24 小时动态血压监测包括：24 小时平均血压（正常参考值为低于 130/80mmHg）；白天和夜间平均血压（正常参考值分别为 135/85mmHg 和 125/75mmHg）。平均血压可代表血压的总体水平。24 小时动态血压监测与偶测血压相比有如下优点：

①去除了偶测血压的偶然性，避免了情绪、运动、进食、吸烟、饮酒等因素对血压的影响。

②可获知更多的血压资料，能实际反映血压在全天内的变化规律。

③对早期无症状的轻度高血压或临界高血压患者，提高了检出率，并可使之得到及时治疗。

④可指导药物治疗。可用来检查药物治疗效果，帮助选择药物，调整剂量与给药时间。

⑤判断高血压患者有无靶器官损害。有心肌肥厚、眼底血管病变或肾功能改变的高血压患者，其血压日夜之间的差值较小。健康人的夜间血压应较白天下降10%～20%。

⑥预测一天内心脑血管疾病突发的时间。在凌晨血压突然升高时，最易发生心脑血管疾病。

⑦对判断预后有重要意义。与常规血压相比，24 小时血压高者其不良后果及心血管病发病率均高于24 小时血压正常者。

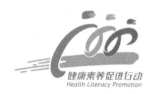
14 知晓血压和控制目标的方法

2015 年 10 月 8 日全国第十八个高血压日的主题是 "知晓您的血压"。解读如下：

（1）如何才能知晓您的血压

①对年龄大于 18 岁的正常血压成年人，建议每 2 年测一次血压；

②对大于 35 岁的人，建议每年测量一次血压；

③对高血压的易患人群（血压 130 ～ 139/85 ～ 89mmHg、肥胖、长期过量饮酒、有高血压家族史），建议每 6 个月测量一次血压；

④对到卫生机构就诊的患者，不管看何病，均应测量血压；

⑤对老年人，建议在家中自测血压，了解自己的血压水平。

（2）如何判断自己是否为高血压

①如首次测量血压数值＜120/80mmHg，认为是正常血压；

②如首次测量血压数值 120 ～ 139/80 ～ 89mmHg，认为是正常高值血压，建议复查（3 个月测一次）；

③如首次测量血压数值≥140/90mmHg，但＜180/110mmHg，认为可能是高血压，建议每隔 1～2 周测一次血压。如非同日 3 次血压数值≥140/90mmHg，可诊断为高血压；

④如首次测量血压数值≥180/110mmHg，认为很可能是高血压，建议立即降压治疗，密切监测血压，直到血压降至目标值。每隔1～2周测一次血压，如非同日 3 次血压数值≥140/90mmHg，可诊断为高血压；

（3）高血压患者血压降压的血压目标值是多少

①普通高血压患者降至 140/90mmHg 以下；

②老年患者（≥65 岁）收缩压降至 150mmHg；

③伴慢性肾脏疾病、糖尿病或冠心病患者，血压降至 130/80mmHg 以下；

④脑卒中后患者血压降至 140/90mmHg 以下。

第二章

常见高血压种类

1 白大衣性高血压

　　白大衣性高血压又称为"单纯性诊察室高血压"。白大衣性高血压并非少见，在诊断为高血压的人群中占有不可忽视的比例（约占轻型高血压的1/5）。应检查患者有无危险因素和靶器官（心、脑、肾）损害，若有，应给予药物治疗。对不需要药物治疗的白大衣性高血压患者，应建议其改善生活方式并密切随诊。

　　近年来，由于便携型自动测压计（电子血压计）应用于临床，在医院和诊所以外也可掌握血压信息。但是诊察室医生测定的血压值不一定代表被测者真实的血压，其原因与患者在医院就诊时出现的一过性血压升高有关。因此，医学上将在诊察室测量多次的血压均≥140/90mmHg，但在家庭自测血压或24小时动态血压监测时则在正常范围（<125/80mmHg）的血压，称为白大衣性高血压。

　　医学研究表明，医生在诊察室测血压易触发患者的应激反应，并可持续数分钟；而由护士测血压则可减轻警觉反应及升压反射，较少引起白大衣性高血压。现认为白大衣性高血压是一种与对某种医疗环境的防御反应

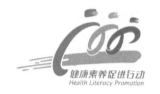
和警觉反应相关的"应激反应"（使交感神经系统活性一过性亢进）。也有认为白大衣性高血压是处于正常血压与高血压之间的一种状态。

如何鉴别白大衣性高血压

①准确的方法是用家庭自测血压计，早晚2次在非医疗环境中自行测定，这仅限于测上肢血压。其精度虽良好，但还应与医院水银血压计定期核对，以确保其准确性。

②简便的方法是通过检查心电图，确定有无左心室肥厚。高血压者左心室肥厚发生率高，白大衣性高血压者在医院和诊所以外环境下，因血压正常，故心电图也多正常。

③动态血压监测有助于识别出白大衣性高血压。

2 盐敏感性高血压

高盐饮食（每日超过 10 克以上）是高血压的重要危险因素。食盐的主要成分为氯化钠，当摄盐过量时，钠和氯离子会引起细胞外液增多，血容量增加，血压升高。但血压升高的幅度却有个体的差异，摄入同样分量的盐，有的人血压升得高（称为"盐敏感性高血压"），有的人只升高一点。所以，把高血压人群分为盐敏感性高血压和盐不敏感性高血压两种。盐敏感性高血压是高血压中的一个类型，这类患者对食盐很敏感，即高盐饮食将导致他们的血压明显上升，限制食盐，血压则随之下降。

据报道，我国一般人群中盐敏感者所占比例是 15%~42%，而原发性高血压患者中，60% 属于盐敏感性。老年人，肥胖者，糖尿病、代谢综合征患者中，盐敏感者较多，绝经女性的盐敏感性也会增加。按地理区域来说，盐敏感者我国北方比南方更为多见。

研究发现，盐敏感性高血压对人体的危害极大，这类患者发生脑卒中、心力衰竭、肾功能不全等并发症的概率是普通高血压患者的 3~5 倍。

世界卫生组织推荐成人每日摄入食盐不超过 5 克，目

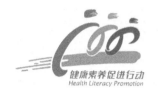

前中国城乡居民平均每人每日食盐摄入量为 12 克，远远高于世界卫生组织的推荐量。通过改变饮食习惯，限制钠盐，可以有效降低盐敏感性高血压患者的血压。同时，多吃水果、蔬菜，增加钾离子，可以促进钠的代谢。降压药方面，对于盐敏感性高血压患者，建议首选利尿剂及钙拮抗剂降压治疗。

3 继发性高血压

高血压患者中 5% ~10% 可找出高血压的病因，称为"继发性高血压"。通过临床病史、体格检查和实验室检查，可对继发性高血压进行简单筛查（对于需要确定发病原因的继发性高血压，则需要测量上下肢血压）。以下线索提示有继发性高血压可能：严重或顽固性高血压；儿童及青年时发病；原来控制良好的高血压突然升高；突然发生的高血压；对于继发性高血压，不一定要终身用药。比如，嗜铬细胞瘤引起的高血压，只要切除腺瘤，高血压就能根治。临床可见到的继发性高血压有：

①肾实质性高血压：病因有多种，以慢性肾小球肾炎最为多见，其他有肾间质纤维化、多囊肾、肾囊肿、慢性肾盂肾炎等。

②肾血管性高血压：在我国，大动脉炎是年轻人肾动脉狭窄的重要原因之一（如测两上肢血压，收缩压差值高于 20mmHg 则提示患者有可能存在大动脉炎）。肾动脉狭窄体征是脐上闻及血管杂音。实验室检查可能发现"高肾素，低血钾"。肾功能进行性减退和肾脏体积缩小是晚期患者的主要表现。肾动脉超声检查、多排螺旋 CT、

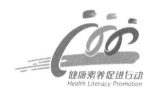

磁共振血管造影等，有助于诊断。肾动脉造影可确诊。

③嗜铬细胞瘤：起源于肾上腺髓质和交感神经组织，分泌多种血管活性物质，引起血压升高。超声或CT、磁共振检查可做出定位诊断。

④原发性醛固酮增多症：表现为高血压、低血钾，血浆醛固酮增高，血浆肾素活性低。

⑤库兴综合征：也称"皮质醇增多症"，患者中80%伴高血压。表现有向心性肥胖、水牛背、皮肤紫纹、多毛等。

⑥药物诱发的高血压：甘草（主要含甘草酸，可水解成甘草次酸。甘草次酸的化学结构和作用类似于类固醇激素）、西洋参、人参、黄芪、避孕药、类固醇激素、抗炎药（去痛药）、可卡因、安非他明等。

⑦其他：鼾症、颈椎病、焦虑症、降主动脉缩窄（多发于儿童及年轻人）等。

4 高血压肾病的类别

医学研究显示，高血压肾病是由原发性高血压所引起的。主要包括：良性小动脉肾硬化（又称高血压肾小动脉硬化）；恶性小动脉肾硬化；高血压肾病可根据患者病因、病史、临床表现和实验室各项检查来确诊。

①良性小动脉肾硬化：应与肾实质性高血压相区别。肾实质性高血压的特点：无高血压家族史，而有肾炎既往史；尿异常在先，而后才出现高血压；尿蛋白多，有形成分（红细胞、白细胞、透明管型和颗粒管型）多；肾小球功能损害在先，且病程进展比较快。

②恶性小动脉肾硬化：是一种以恶性高血压为主要表现，并能迅速导致肾衰竭的疾病。恶性高血压部分由原发性高血压发展而来，另一部分则产生于继发性高血压，主要为肾实质性病变（慢性肾盂肾炎、急慢性肾小球肾炎）和肾血管性高血压。肾脏是恶性高血压最易累及的靶器官，表现为恶性小动脉性肾硬化症，病情凶险，不及时治疗会很快导致肾衰竭，故应引起重视。

一般情况下，高血压病对肾脏的影响是一个比较漫长的过程。病理研究证明，高血压对肾脏的损害，主要

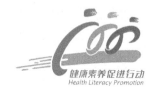

是从细小动脉开始的，这时并无明显的肾脏形态及功能上的改变。在轻、中度原发性高血压早期相当长的一段时间里，只会引起肾小球动脉痉挛，并无肾损害，也就是说，没有结构和功能的改变。

一般来说，高血压肾病患者的年龄多在 40～50 岁以上，高血压病史多为 5～10 年或以上。先是肾小动脉出现硬化、狭窄，使肾脏进行性缺血，一些肾单位发生纤维化玻璃样变，而另一些正常的肾单位则代偿性肥大；随着病情的不断发展，肾脏的表面呈颗粒状，皮层变薄。由于肾单位的不断破坏，肾脏出现萎缩，继而发生肾功能不全，并发展为尿毒症。由于早期高血压肾病患者没有明显不适，只有等到出现食欲减退、贫血、乏力等肾功能不全的表现时，才到医院就诊，这时肾脏损害往往已经到了很严重的程度。

临床发现，高血压肾病患者首发的临床症状是夜尿增多，主要因肾小管发生了缺血性病变，尿浓缩功能开始减退。继之出现蛋白尿，表示肾小球已发生病变。蛋白尿的程度一般是轻至中度，24小时定量一般不超过 1.5～2.0 克，血压下降后蛋白尿会减少。

通常，正常人夜间尿量约为白天的一半，夜间尿量超过这一比例，则说明夜尿增多。患者常常少则起夜 2～3 次，多则 5～6 次。当病情进展出现肾功能不全甚至肾衰竭时，可出现食欲缺乏、呕吐、贫血、血压明显增高而且顽固难降、使用降压药物效果不好、双下肢水肿、活动后气促，甚至昏迷等肾衰竭的症状。

5 肾血管性高血压

　　肾血管性高血压是指一侧或者两侧肾动脉发生狭窄或阻塞（简称"肾动脉狭窄"）所引起的高血压。临床医学发现，肾血管性高血压是继发性高血压的第二位原因。医学专家认为，当肾动脉狭窄≥70%，狭窄远、近端收缩压差＞30mmHg时，具有临床意义，会引起肾血管性高血压。如果能及时解除肾动脉狭窄或阻塞，高血压患者往往可以恢复正常。

　　肾动脉狭窄的病因很多，常见有动脉粥样硬化、大动脉炎、肌纤维发育不良等。国外肾动脉狭窄患者中约75%是由动脉粥样硬化所致（尤其是老年患者）。在我国大动脉炎（侵犯肾动脉者占60%以上）是年轻患者肾动脉狭窄的重要原因之一。肌纤维发育不良在我国较少见。

　　如何识别肾动脉狭窄呢？多医学专家认为，关注肾血管性高血压临床线索是早期发现的关键：

　　①30岁以前发现有高血压，特别是没有高血压家族史的患者。

　　②部分患者在腹部、腰部可闻及血管杂音；实验室检查可能发现高肾素、低血钾。

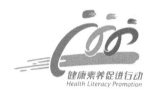

③顽固性高血压、恶性高血压或以前稳定的高血压突然恶化，降压药无明显效果。

④反复发作的高血压。

⑤不明原因的肾功能衰退，而尿常规正常。

⑥伴发周围血管病变，特别在大量吸烟患者中。

⑦高血压治疗时出现肾功能恶化，特别在使用血管紧张素转换酶抑制剂或血管紧张素Ⅱ受体拮抗剂时，此类药物可降低狭窄侧肾血流量，故服用时应监测肾脏功能改变。对双侧肾动脉狭窄或孤立肾动脉狭窄所致的容量依赖型高血压，血管紧张素转化酶抑制剂或血管紧张素Ⅱ受体拮抗剂是绝对禁忌。

⑧3~4级高血压视网膜病变。

⑨一侧肾脏萎缩或双侧肾脏长径相差1.5~2.0厘米。

⑩反复发作的慢性心力衰竭或一过性肺水肿，特别是在合并高血压但左室射血分数正常的患者中较常见。

应当特别指出的是：超声肾动脉检查、多排螺旋CT、磁共振血管造影等，有助于肾血管的解剖诊断；肾动脉彩色多普勒超声检查，是敏感和特异性较高的无创筛查手段；肾动脉造影可确诊。

肾动脉狭窄的治疗包括：外科手术治疗；当代提倡应用肾动脉内支架安置术治疗（介入性疗法）：高血压患者通过进行各项检查及肾动脉造影，如确诊为肾动脉狭窄，对于条件合适的患者，应用肾动脉内支架安置术，可以得到很好的根治。

6 内分泌疾病伴高血压的类别

内分泌疾病伴高血压（又称"内分泌性高血压"）属于继发性高血压，常见的如甲状腺功能亢进症、甲状旁腺功能亢进症、库欣综合征（Cushing 综合征，又称"皮质醇增多症"）、原发性醛固酮增多症、嗜铬细胞瘤、多囊卵巢综合征等，发病率均为女性高于男性。

临床医学发现，内分泌疾病伴高血压在继发性高血压（症状性高血压）中所占比例并不少。内分泌腺参与血压的调节，某些激素水平的升高可引起血压升高。内分泌疾病伴高血压所引起的临床表现和后果与原发性高血压相似，因此当原发病（内分泌疾病）的症状不多或不太明显时，容易误认为是原发性高血压。内分泌疾病伴高血压和原发性高血压的治疗方法不尽相同，有些内分泌性高血压的原发病是可以治愈的，治愈后高血压也随之消失。

常见内分泌疾病伴高血压，除上述提到的"库欣综合征、原发性醛固酮增多症、嗜铬细胞瘤、多囊卵巢综合征"之外，还有：

①甲状腺功能亢进症（甲亢）：心肌收缩力增强、心

排出量增多，可引起血压升高。

②甲状旁腺功能亢进症（甲旁亢）：血清钙升高，导致血管平滑肌细胞内的高钙状态，可使末梢血管收缩引起血压升高。

第三章

不同人群的高血压

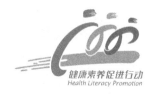
1 年轻人高血压的特点

在我国高血压患者中，年轻人约占 34%。国内对一次医院门诊人群高血压抽样调查显示，在新出现的高血压病例中，35~45 岁患者占 63%。医学专家表示，年轻人不体检、不测血压，对自己是否患高血压一无所知。那么，年轻人的高血压有何特点呢？

①症状多不典型：50% 都是无症状的，即使早期呈现出一些症状，也只是偶尔头晕、头痛、颈部不适。患者多以"舒张压升高"为主（"单纯舒张期高血压"常见于中青年男性），常合并"血脂异常"，男性多于女性。

②常有高血压家族史：父母一方患高血压，子女高血压发生率为 28%；父母均患高血压，子女的高血压发生率可高达 40% 以上。

③多为继发性高血压：一般来讲，根据典型的症状及有关特殊检查，继发性高血压不难诊断，一旦确诊则应采取积极治疗手段去除病因，有些继发性高血压去除病因后，高血压是可以治愈的。

④高血压并发症较少：由于年轻人对高血压的耐受性较强，一般比较少发生脑卒中、心肌梗死及肾功能不

全等并发症。虽然年轻高血压患者同样存在增加心血管病事件的危险，但是短期内患者发病的概率明显低于老年高血压患者。

⑤高血压"高危人群"：在年轻人中，驾驶员、证券经纪人、售票员、会计员、医务人员、公务员、记者等是高血压的高危人群，这些人的生活很不规律，精神经常处于高度紧张状态（交感神经活性增高），心理压力较大，缺少体力活动和锻炼，易发生高血压。

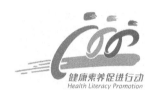
2 女性特殊类型 高血压的特征

医学研究发现，女性在不同时期内分泌变化的特征使其血压变化规律与男性有异。同时，女性妊娠、分娩、哺乳及外源性药物（如避孕药、抗炎药等）的应用，都能影响血压变化，因而使女性高血压临床表现与处理方法更为复杂。女性特殊类型高血压是一类为数不少而又是特殊人群的高血压。

①女性"口服避孕药"可致高血压：一般在停用避孕药 3 个月后血压会逐渐下降，其引起的高血压是可逆的。极少数女性口服避孕药可以突然导致严重的高血压。

②女性"经前期综合征"可致高血压：育龄女性在月经前 7～14 天（即在月经周期的黄体期），反复出现一系列精神、行为等方面的症状，月经来潮后症状迅速消失。以往曾将此病命名为"经前期紧张综合征"，近年认为本病症状波及范围广泛，故总称为"经前期综合征"。经前期综合征的高血压患者应在经前监测血压，在经前 6～10 天时，予低盐饮食，严重时加用利尿剂，并可加用镇静剂，以阻断丘脑及大脑皮层间冲动的传导，从而减轻症状。

③女性"口服去痛药"可致高血压：最新医学研究发现，女性长期定量服用非处方去痛药泰诺，其罹患高血压的风险比常人高 1 倍；女性服用解热去痛药对乙酰氨基酚（也叫醋安酚、扑热息痛、退热净等）会面临高血压的危险。市场常见的解热去痛药如百服宁、泰诺林、必理通、布洛芬、萘普生等，也有引起高血压的风险。

④女性"妊娠期"可致高血压：女性在生理状况下，妊娠中期（怀孕 4～6 个月）血压通常下降，比妊娠前平均低 15mmHg。在妊娠末期（怀孕 7～9 个月），血压又回升甚至超过怀孕前水平。妊娠高血压包括：妊娠前期高血压；妊娠期高血压。绝大多数孕前高血压且肾功能正常的妇女，母子预后都较好。

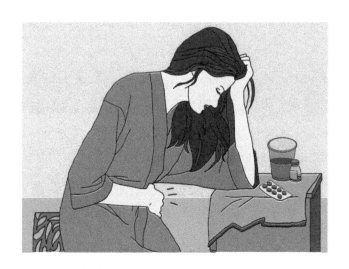

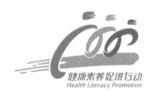

3 确定儿童高血压的方法

儿童高血压的诊断标准尚不统一，目前倾向于用百分位法。收缩压和/或舒张压值超过其所在年龄、性别第95百分位数者为高血压（简单理解，即100个同年龄、同性别者中，血压最高的5个即为高血压），在90~95百分位数者为正常血压偏高。一般来说，如新生儿大于90/60mmHg，婴幼儿大于100/60mmHg，学龄前儿童大于110/70mmHg，学龄期儿童大于110/80mmHg，并经多次证实，即可诊断为儿童高血压。在青少年中，血压≥120/80mmHg必须考虑为高血压前期。儿童于首次测量血压时常处于紧张状态，影响测值，故必须于数周内反复测定，至少3次以上超过此值者才能诊断为高血压。

如何正确测量儿童的血压

①袖带的选择：过窄或过短的袖带会使测得的血压值高于实际值。袖带气囊的最佳长度以能包绕被测儿童上臂周长的80%~100%为准，气囊的最佳宽度为上臂周长的40%。

②测量方法：一般测量右上臂血压，上臂与心脏保持同一水平，儿童取坐位，婴幼儿取仰卧位。测量血压

时，手臂需得到支撑，无悬空。医生的听诊器置于袖带下缘下方肘动脉搏动处。3 岁以下儿童的血压用听诊法难以听清楚，建议使用电子血压仪测定。

医学专家指出，为了早期发现血压升高，应从儿童开始，每年检查一次血压，做到早发现、早治疗，并采取保健措施，预防并发症的发生。肥胖儿童要适当控制饮食，限制食盐摄入量；儿童要不吸烟，不喝酒，少吃或不吃动物脂肪，多吃新鲜蔬菜水果，并积极参加体育锻炼，保持乐观情绪等。家长一旦发现孩子学业繁重、心理压力过大，可及时采取解压的措施，如带着孩子出去走走，多运动，给孩子一些自己的时间等。

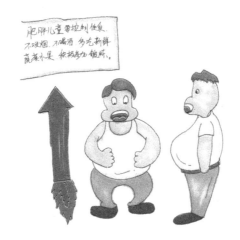

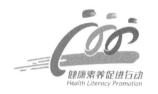
4 老年人高血压的特点

（1）老年高血压患者降压的注意事项

老年人由于生理机能逐渐退化，身体的抵抗力和免疫力大大降低，许多疾病都"纷纷上门"。老年人高血压的发病率是所有人群中最高的。由于高血压往往伴随着许多并发症，严重危害老年人的健康，因此必须高度重视。老年高血压患者做到安全降压要注意以下事项：

①降压达标是一个循序渐进的过程，切不可操之过急。老年患者对降压药的敏感性可能更高，要从小剂量开始，以后再逐渐增加剂量。尤其要注意夜间血压不要太低，以免出现降压灌注不良综合征，而出现头晕、肢体麻木、意识障碍、嗜睡，甚至诱发脑血栓形成、心肌梗死等严重后果。对于老年患者（≥65 岁）收缩压过高，提倡收缩压降至 150mmHg 以下，可以使心脑血管并发症明显减少。

②老年患者在降压过程中较易发生直立性低血压（体位性低血压）。因此，老年患者在治疗过程中，由平卧位改为直立姿势时如出现头晕、目眩的现象，提示患者有直立性低血压的可能，建议要去医院及时诊断和

治疗。

③老年人的体质一般较差。强调"个体化"治疗，注意血压波动规律、靶器官的损害程度，建议不要服用刺激性大、副作用多的降压药。要使用降压作用较温和的降压药，如利尿剂和钙拮抗剂等，这些药物能改善老年患者的冠状动脉血流量和脑血流量。

④老年高血压患者不要只依靠药物治疗。要注意保持心情愉快，情绪放松，避免受过度的刺激，还要养成良好生活习惯，保证睡眠充足，饮食合理，适当锻炼。

⑤国外研究发现，老年高血压患者容易患上"痴呆症"。医学研究显示，控制血压至达标，可使老年患者发生痴呆症的概率下降一半。

⑥老年患者降压应当记住用药5忌：忌快速降压；忌突然停药；忌不择时服药；忌不重视定期检查；忌胡乱用药。

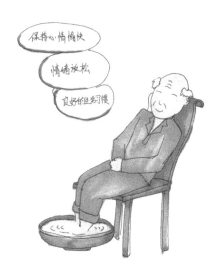

（2）应避免老年高血压患者独居

原发性高血压是我国老年人群的多发病和常见病，也属于身心

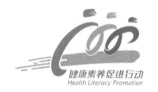

疾病，常常受到心理、情绪和环境因素影响。医学研究证明，家庭、社会支持在高血压病发生、病情进展及接受治疗过程中所起的作用十分重要，几乎所有老年性疾病在诊疗过程中都会经历适应性过程，他们需要来自各个方面的关注及支持，这些社会问题也会对高血压病治疗疗效、预后、结局和转归发挥着重大影响。

老年人身体机能衰退、个人价值丧失，没有子女陪伴，都让"空巢老人"（独居老人）倍感失落，对生活失去希望。据北京、上海、武汉、厦门等多个地方对城乡"空巢老人"的精神状况调查显示：心情黯淡、沮丧、孤寂，食欲减低，睡眠失调，脾气暴躁或愁眉不展，不好与人相处，得过且过等等都是"空巢老人"常见的心理体验与情绪状态。对于独居老年高血压患者来说，不管是经济困难、没人照顾，还是缺乏精神慰藉，都是使其比一般患者更加危险的影响因素。

老年高血压患者生理机能和各器官功能减退，日常活动受限，并且不少老年人身患多种疾病，心理状况及生活质量不容乐观。独居老年高血压患者作为其中更脆弱的群体，因严重缺乏精神慰藉，更容易引发抑郁、孤独等一系列心理问题，严重影响老年人的身心健康、生活质量和高血压的治疗效果。

众所周知，高血压是一种慢性疾病，老年高血压患者服降压药或是身体检查，都是需要长期的经济支付的。而且高血压患者如果没有人照顾的话，出现紧急事件或意外就会非常危险，如发生血压波动或脑卒中等，都必须立刻进行急救，应有家人联系急救中心或医院，否则可危及生命。

高血压患者的心态好不好，也直接影响血压的水平。要治疗老年人的心理疾病，首先应该让老年人走出封闭的生活空间，通过一定的社会交往，体现他们的生存价值。这需要全社会的关心，特别是通过社区服务，为老年人营造方便舒适的生活环境，帮助老年人在退休之后，重新确立自己的生活目标。

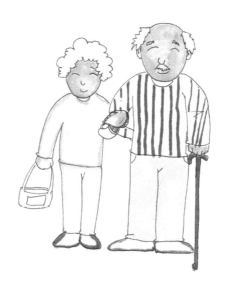

（3）老年高血压患者夜晚保健需要注意的事项

医学专家指出，夜晚也是老年高血压患者容易发生心血管意外的时刻。那么，老年高血压患者夜晚保健需要注意什么事项呢？

①老年高血压患者睡前要避免情绪激动、看书太久、娱乐过度、交谈过久、精神紧张，这些均会影响睡眠，导致睡眠不佳、多梦，影响高血压的控制。

②老年高血压患者睡前要避免吃东西、饮酒、喝茶和吸烟，这些因素均会产生血管收缩，血压上升，加重心脏负担。

③老年高血压患者夜间起床应缓慢，最好在床上坐1～2分钟后，再慢慢起立，避免因直立性低血压的发生而摔倒、摔伤。

④老年高血压患者晚上失眠一般不宜服用催眠药，因为催眠药

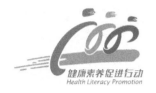
均会使老年高血压患者发生头晕、脑涨、步态不稳、跌跤等不良反应，还会产生类似动脉硬化性痴呆的表现。晚饭后适当散步，临睡前用热水泡脚，有助于入睡。

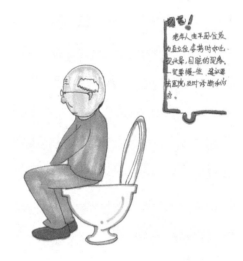

⑤老年高血压患者，特别是有严重并发症的高血压患者不宜独睡一室，以免在出现意外时无人发现并救助。高血压患者如出现鼾声异常、呼吸急促、自述不适、呻吟不停等情况，应立即通知急救中心或联系附近医院。

⑥老年高血压患者不宜当风而卧，也不宜门窗紧闭。当风而卧容易受凉感冒，冷风刺激也可使血管收缩，血压升高。门窗紧闭使室内无新鲜空气，会影响睡眠深度。

⑦如果老年高血压患者出现脑卒中的征兆，不要随意自行活动，应平躺侧卧，防止呕吐，特别防止将呕吐物误吸入气管，同时联系医院。

⑧老年高血压患者在睡觉前测量血压。在临床上经常会有因夜间血压控制不好而引起心力衰竭的患者。如证实夜里有血压骤升的

情况，应在晚上适当服用降压药来控制。

对于夜晚血压升高的原因，目前还没有统一的说法。

①可能是由于睡眠过程中，交感神经兴奋性增加，引起血管收缩，血压升高；

②有可能是降压药的药效维持时间短等。有的长效降压药称药效能维持 24 小时，但由于个体差异往往维持不了这么长时间。通常高血压患者都是在早晨才服药，而在凌晨时，降压药药效已经不明显了。

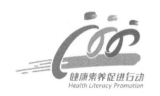
5 妊娠期
高血压的特点

（1）妊娠高血压综合征的概念

妊娠高血压综合征（简称"妊高征"）是孕产妇特有的一种全身性疾病。

据我国妊高征科研协作组调查报道：妊高征的发病率为 9.2% 。多发生在妊娠 20 周以后至产后 2 周，临床上主要表现为"水肿、高血压、蛋白尿"三大症候群，重度妊高征患者伴有头痛、眼花，甚至抽搐、昏迷。妊高征严重威胁母婴健康，是引起孕产妇和围产儿死亡的主要原因。

我国妊高征流行病学调查资料指出：

与妊高征发病关系密切的八种因素：患者年龄 > 35 岁；患者为初产妇；患者为双胎或三胎妊娠；患者孕期劳动姿势（指坐或站立劳动）；为强体力劳动；患者体形矮胖（体重指数 > 0.24）；患者文化程度大专以上；患者的母亲有妊高征病史。

妊高征主要的病因学说有：子宫—胎盘缺血学说；免疫学说；弥散性血管内凝血学说；其他学说：如前列腺素合成失调（导致血管痉挛、血压升高）、母体对血管紧张素Ⅱ的反应过度增强等。

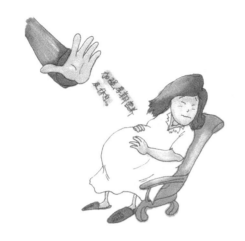

（2）妊娠期不宜使用的降压药

女性妊娠期用药时，药物大多数经过胎盘转运进入胎儿体内，也有一些经羊膜转运进入羊水后被胎儿吞饮。但胎儿的肝脏解毒功能低而有限，肾脏排泄药物的功能相对也差，这样就延长了药物在体内的停留时间，对胎儿可产生毒性。每个家庭都希望有一个健康、活泼的小宝宝，但妊娠期用药不当，可导致胎儿畸形。严格来讲，女性在整个妊娠期间，都应慎重使用中西药，特别是在妊娠头3个月，是胎儿生长发育最为活跃的时期，用药应慎之又慎。滥用药物不单对自己有影响，而且还会影响胎儿的生长发育，甚至造成畸形或死胎。在用药时，应注意看药品说明书，如注明有孕妇禁用或忌用的药品，则不能使用。

医学研究发现，由于某些治疗高血压的药物对胎儿会产生一定影响，所以，妊娠期高血压患者用药时必须慎重选择。

妊娠期不宜使用的降压药有：

①血管紧张素转换酶抑制剂：如卡托普利、依那普利、贝那普

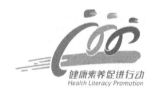

利等，可能引起胎儿生长迟缓，羊水过少，或新生儿肾衰竭，也可能引起胎儿畸形。

②血管紧张素Ⅱ受体拮抗剂：如氯沙坦，副作用同上。

③利尿剂：如氢氯噻嗪，可减少血容量，使胎儿缺氧，同时可能增加胎儿发育畸形的概率。

④β受体阻滞剂：近年来，由于临床发现该类药与胎儿宫内窘迫、低出生体重和围产期死亡率增加有关，故目前已不主张该类药再用于妊娠高血压的治疗。

第四章

高血压引发的病症关系

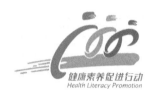
1 高血压性心脏病发生的原因

　　高血压性心脏病（简称"冠心病"）是高血压晚期的一种并发症。由于患者长期的血压增高，必然导致循环阻力逐渐增加，左心室为了克服外周阻力，必须加强收缩，才能将血液射入主动脉，这样左心室逐渐发生代偿性肥厚（左心室肥厚），主要表现为"室间隔和左心室后壁增厚"。患者肥大的"心脏重量"常可超过400克，甚至可达800克（我国成年人正常"心脏重量"在250～350克）；左心室壁厚度可达2厘米以上（我国成年人正常左心室壁厚度约0.9厘米），其肌纤维厚度为正常的1倍。左心室肥厚可引起"冠心病"：

　　①心肌缺血：虽然心肌纤维肥大明显，但心肌纤维间的毛细血管数量并无增加，所以毛细血管的密度相对地比原来降低了，这样使肥大的心脏纤维处于相对缺血状态。

　　②促进冠状动脉粥样硬化：由于长期高血压的影响，而发生血管壁营养障碍，内膜通透性增强，有利于血液中脂质向内膜浸润，促进冠状动脉粥样硬化的发生，使心肌长期处于缺血、缺氧状态。

③左心衰竭：左心室长期负荷加重，久而久之，收缩力减退，失去了代偿能力，而发生左心衰竭。左心衰竭使舒张期左心房血液向左心室灌注受阻，左心房压力增高，导致肺动脉高压。

④全心衰竭：右心室也因而逐渐肥厚并扩大，最后发生右心衰竭，而导致全心衰竭。

由此可见，"冠心病"通常要经历一个漫长过程。早期只有心肌代偿性肥大，并无症状。随着"冠心病"的发展，可出现心律失常（参阅本书"高血压与心律失常的关系"）、心前区和主动脉瓣听诊区听到收缩期吹风样杂音，一旦发生心慌、气急、乏力、咯血、水肿等一系列症状，便是已发展到发生心力衰竭。因此，要减少"冠心病"的发生率，最重要的是尽早控制血压，避免长期高血压状态。

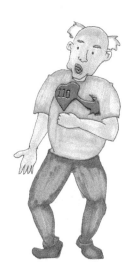

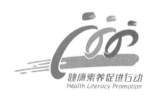
2 单纯舒张期 高血压的概况

舒张压是指人的心脏舒张，动脉血管弹性回缩时产生的压力，又叫低压。如果成人舒张压≥95mmHg时，即可诊断为高血压。单纯舒张期高血压是指在标准状态下测量的收缩压＜140mmHg和舒张压≥90mmHg的原发性高血压。

近年来的医学试验和临床数据显示，单纯舒张期高血压可能具有独特的病理生理机制和不同的预后意义，可能需要不同的治疗策略。单纯舒张期高血压的好发年龄是35～49岁，在65岁以上几乎没有单纯舒张期高血压。

近年来，随着医学对高血压认识的不断深入，诊断标准也不断调整。然而，仍然有不少患者只是片面重视收缩压的数值，反而忽略了舒张压偏高的问题。必须指出，即使是单纯的舒张压高也是高血压。有临床数据显示，收缩压正常，舒张压大于105mmHg的人，其发生心脑血管疾病的概率比正常者高出3～5倍。

舒张压高比较普遍存在于青中年人当中。老年人动脉硬化，血管壁弹性差，往往表现为收缩压偏高。年轻人的大动脉弹性较好，当心脏收缩时，血管很容易扩张，因此，对血管壁产生的压力不高，也就是收缩压不高，而仅表现为舒张压高。

单纯舒张期高血压常见于青中年男性，为高血压的早期表现。通常没有明显症状，即使有轻微的头胀不适和疲劳感，也能够在休息后得到缓解，所以，经常被青中年人忽视，患者也大都不急于治疗。但它也是高血压的表现，患者也会有头痛头昏、胸闷憋气、心悸不适、疲乏困倦等症状，随着年龄增长，病程延长，收缩压也会增高，最终成为典型的高血压患者。所以，年轻人对于单纯舒张期高血压不能掉以轻心。

单纯舒张期高血压如何治疗呢？包括非药物治疗和药物治疗两个方面。

①对于舒张压低于95mmHg的年轻人，可以采用非药物治疗方式，主要从改善生活方式着手，包括放松心态，保持愉悦的心情；生活作息规律，注意劳逸结合；饮食宜清淡；适度的运动等，可以调节自主神经功能，降低交感神经兴奋性，改善血管反应性，促使外周血管扩张而使舒张压下降。

②如果是舒张压大于95mmHg的，尤其是已出现高血压症状者，就应该开始药物治疗了。建议在专科医生的指导下，进行合理应用降压药。

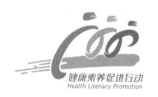
3　高血压患者脉压增大的危害

血压是指血液流动时对血管壁产生的压力，分为收缩压（高压）和舒张压（低压）。收缩压与舒张压之间的压差值称为脉压（即收缩压－舒张压＝脉压），由心肌收缩力、心搏量、动脉系统的弹性所决定。临床上对脉压的判定为：脉压＞40mmHg属于不正常，脉压＞50mmHg要密切关注，脉压＞60mmHg作为脉压增大的指标。

老年高血压患者临床表现的重要特点是收缩压明显增高，与舒张压增高不成比例，甚至只有收缩压增高，而舒张压在正常范围内，表现为脉压增大（此即称为"单纯收缩期高血压"）。脉压的增大已经被证实是"大动脉硬化"的标志，脉压主要受收缩压增高影响较大，而受舒张压影响较小。

一般来说，高血压患者脉压增大，其主要原因是大动脉硬化造成的动脉僵硬，弹性降低引起的血管顺应性下降。老年人动脉硬化程度越重，血管壁回缩力越小，表现为收缩压增高，舒张压下降明显，脉压增大以及血压波动，药物降压治疗后血压不稳定。脉压过大会对心血管系统产生不良影响。脉压越大，对心、脑、肾等重要器官的损害越严重、危害越大。当舒张压低于维持重要器官灌注水平时，可明显影响冠状动脉供血，导致和加重心肌缺血，引起心绞痛和急性心肌梗死等急性心血管事件发生。

流行病学提示，老年高血压患者脉压与心血管事件的发生密切相关。这是因为：脉压增大后，心脏收缩期负担增大，由于供应心脏血液的冠状动脉主要靠舒张压进行灌注，舒张压降低后冠状动脉灌注必然减少，从而导致左室肥厚及心脏扩大，心律失常甚至心力衰竭；脉压增大对血管（特别是分叉处）起一种"锤击"作用，使血管壁所受压力增加，血管的弹性成分容易疲劳和断裂，血管壁严重受损，促进动脉硬化，引起脑卒中、冠心病及血管病变。

老年高血压患者脉压增大时，应用降压药物治疗，但不应选择不仅降低收缩压，而且还同步降低舒张压的药物，这样会使原来不太高或不高的舒张压再降低，易发生冠状动脉血液灌注不足，引起和加重心肌缺血，导致心绞痛和急性心肌梗死等心血管急性事件发生。目前，国内外还没有只降收缩压，而不降舒张压的抗高血压药物。因此，临床上考虑到老年高血压患者以收缩压增高为主这一特点，治疗时不能过度地降低收缩压，这样才能维持舒张压在一定的水平。这也是老年收缩期高血压治疗的难点之一。

治疗老年收缩期高血压脉压增大的患者，至今没有只降低收缩压、缩小脉压的特效药物。目前，临床上应用二氢吡啶类钙拮抗剂、硝酸酯类、噻嗪类利尿剂和他汀类药物，对降低收缩压和缩小脉压具有比较明显的效果。

4 高血压 与心律失常的关系

医学临床研究发现，高血压在逐渐加重的过程中会对心脏造成影响和损害，出现各种心脏的症状，其中就包括发生了心律失常。临床上高血压患者并发心律失常的发生率可达 5%～15%，高于同年龄的正常血压者。心律失常类型多种多样，轻的可以表现为室性早搏、房性早搏，严重的可发生各种心动过速、心房颤动，甚至心脏性猝死。

高血压导致心律失常的原因是多方面的，其主要原因有：

①高血压患者在早期的时候可能会有心律失常的症状，多为功能性的，与很多因素有关。比如说与交感神经系统活性增强、儿茶酚胺水平增高或 β 受体功能增强有关。

②长期高血压还会导致心脏发生病理性改变，常见的就是导致心脏心室变厚或者扩大。由于心肌组织的纤维化及肥厚心肌处于缺血、缺氧状态，心肌收缩、舒张功能下降等多种原因共同作用，从而诱发心律失常，主要包括房性心律失常、室性心律失常和传导阻滞，而以

室性心律失常多见。

③高血压患者长期使用一些药物也可导致心律失常。比如说在使用利尿剂抗高血压治疗时，部分可导致细胞内钠、钙、钾及镁的异常，使心肌细胞膜电位的稳定性失调而诱发心律失常。

由于心肌肥厚、缺血和纤维化，左心室肥厚患者容易发生室性心律失常，甚至心脏性猝死。心房颤动是高血压患者常见的一种心律失常，心房颤动易在左心房形成血栓，血栓脱落，随血液流动，阻塞血管，如果阻塞脑动脉则引起脑卒中。高血压合并心房颤动时，脑卒中的风险明显增大。

高血压患者平时应警惕"心律失常"，出现症状及时做心电图检查。在治疗方面，控制血压、降压达标是最重要、最基本的，血压的有效控制可预防或减少心律失常的发生。

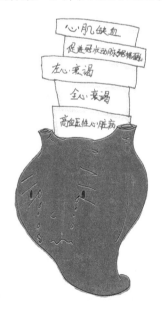

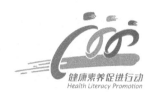

5 糖尿病与高血压的关系

医学临床研究发现，许多高血压患者经常伴有糖尿病，而糖尿病也较多地伴有高血压，两者被称为同源性疾病。糖尿病与高血压两种疾病无论是在病因还是危害上都存在共通性，因此常常合并发作，形成糖尿病高血压。严格说，糖尿病高血压不是一个疾病的名字，它指的是糖尿病合并高血压。

根据报道，糖尿病患者高血压的患病率为非糖尿病患者的两倍，且糖尿病患者高血压患病率的高峰比正常人提早 10 年出现，而伴有高血压者更易发生心肌梗死、脑血管意外及末梢大血管病，并加速视网膜病变及肾脏病变的发生和发展。糖尿病与高血压两者的关系密切。

糖尿病与高血压两者的关系可归纳为：

①由于糖代谢紊乱，可加速肾动脉和全身小动脉硬化，使外周阻力增加，血压升高。

②高血糖可使血容量增加，肾脏超负荷，水、钠潴留，最终可引起血压升高。

③血压升高与心输出量及外周阻力有关：心输出量增加不伴有外周阻力改变即可引起血压升高；外周阻力

增加不伴有心输出量或血容量改变，也可使血压升高。而糖尿病患者这两种变化都有，所以会使血压迅速升高，并引起严重并发症。另一方面，高血压又可加重糖尿病引起的损害，包括它对小血管和肾脏的影响，形成恶性循环。

糖尿病合并高血压的患者，其心肌梗死、脑卒中等不良事件的发生率，远高于无糖尿病的高血压患者或无高血压的糖尿病患者。糖尿病合并高血压患者的眼底、肾脏、神经系统并发症的发生率也远远高于无高血压的糖尿病患者。

由此可见，糖尿病合并高血压的危害应引起高度重视。糖尿病合并高血压的患者，冠心病和心律失常的发病率和死亡率较高，常因并发心力衰竭、心肌梗死、心源性休克而死亡。因此，糖尿病合并高血压后，既要控制血糖，也要控制血压，降血糖与降血压同时进行才能降低并发症发生率和死亡率。所以，糖尿病患者一定要经常监测血压的变化，高血压患者也应定期或不定期监测血糖，以便及时发现并尽早确诊处理。

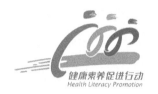
6 高血压与痴呆的关系

医学临床研究发现，高血压与痴呆（俗称"老年痴呆症"，又称"失智症"）的发生有密切关系。

医学上将痴呆分为两大类：阿尔茨海默病和血管性痴呆，无论哪种痴呆，高血压都是其危险因素之一。医学研究表明，老年高血压患者痴呆的发病率为13%～15%，当收缩压大于160mmHg时，认知功能障碍明显增高，而舒张功能每增加10mmHg，认知功能受损的概率增加7%。阿尔茨海默病是老年痴呆最常见的症型，血管性痴呆位于第二。尤其是患有脑出血、脑梗死、脑血栓等疾病的患者，患痴呆的可能性是一般人的9倍。

根据调查，老年痴呆症患者在70岁以上的人群中仅占2.8%，在90岁以上的人群中则高达39%。高血压促使微血管功能不全及损伤可导致脑白质病变、微梗死、微出血，这些情况与认知功能障碍密切相关。

①阿尔兹海默病：是老年人中最常见的导致痴呆的类型，病理特点为：脑萎缩；淀粉样物质在脑实质及血管沉着聚集；稳定微管蛋白聚集。阿尔兹海默病与血管性痴呆有许多共同的发病机制。

②血管性痴呆：血管性痴呆是由各种脑血管疾病引起的获得性的智能障碍。血管性痴呆与脑血管病是有一定的时间关系的。通常在刚得脑血管疾病的最初 3 个月内更容易出现，而且波动呈阶梯性，随发病次数增多，受到的影响也会越来越大，认知程度会越来越低。

医学研究表明：中年时患高血压，尤其是长期高血压，可引起脑动脉粥样硬化，脑血管病变，脑白质密度增高，无症状性脑卒中，使老年时痴呆危险增加。高血压病期越长，患者发生认知功能低下及痴呆的危险就越大；中年时患高血压（≥160/95mmHg），老年时痴呆的危险性较无高血压者增加 2 倍。

高血压患者降压治疗有助于减少老年痴呆的发生。对高血压进行治疗可降低痴呆的发病率或延缓认知功能下降（尤其是在定向力、注意力、记忆力、判断力、计算力及语言能力方面）。医学研究表明，收缩压降低 7mmHg，且舒张压降 3.2mmHg 超过 4 年，能使痴呆的发生率减少 50%。

血管性痴呆具有可预防性和可治疗性。可控制的危险因素包括高血压、动脉粥样硬化、糖尿病、脑血管病、高脂血症、肥胖、代谢综合征、血栓性疾病、偏头痛、高纤维蛋白原水平、高血黏度、高同型半胱氨酸血症、摄食过多饱和脂肪酸、吸烟和酗酒等，其中高血压和动脉粥样硬化是最重要的危险因素，高血压是最危险却相对容易控制的危险因素。中年高血压如果治疗不及时、不彻底，老年性痴呆（包括血管性痴呆与阿尔兹海默病）的发病率便会增加。

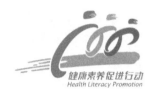
7 体位性低血压的概念

医学观察发现，体位性低血压是老年人的常见病，它是指因人的体位改变，如突然从卧位转变为直立位，或长时间站立发生的低血压。主要表现是：站立不稳、视力模糊、头晕、乏力，甚至晕厥。体位性低血压分为突发性和继发性两种。突发性多因自主神经功能紊乱所致；继发性多见于脊髓疾病、严重感染、内分泌紊乱或使用降压药、镇静药之后。

据统计，65 岁以上老年人体位性低血压者约占 15%，其中 75 岁以上的老年人可高达 30% ~ 50%。老年人由于心血管系统逐渐硬化，大血管弹性纤维也会减少，交感神经增强，可使老年人收缩期血压升高。长期偏高的血压，不仅损害压力感受器（位于颈动脉处）的敏感度，还会影响血管和心室的顺应性。当体位突然发生变化或服降压药以后，在血压突然下降的同时，缺血的危险性也大大增加。此外，老年人耐受血容量不足的能力较差，可能与其心室舒张期充盈障碍有关。因此，任何急性病导致的失水过多，或口服液体不足，或服用降压药及利尿药以后的老年人，以及平时活动少和长期卧床的患者，站立后都容易引起体位性低血压。

体位性低血压的危害在于血压突然下降时，可致心脏和大脑缺血，从而可能导致心血管疾病加重、脑卒中和意外伤害的发生。

治疗体位性低血压，除病因治疗外，还应注意：

①合理饮食，避免饮食过饱或饥饿，不饮酒。

②适度锻炼，保证充分的睡眠时间，避免劳累和长时间站立。

③症状明显者，可穿弹力长袜，用紧身腰带。对少数慢性患者，也可给予药物治疗，如中药补中益气丸、生脉饮等。

④长期卧床患者和老年高血压患者，在站立时动作应缓慢，在站立前先做准备动作，即做些轻微的四肢活动，有助于促进静脉血向心脏回流，升高血压，做好体位转换的过渡动作，即卧位到坐位，再到立位。

⑤避免使用易导致体位性低血压的药物：降压药：如胍乙啶等；镇静药：如注射氯丙嗪等；抗肾上腺素药：如妥拉唑啉、酚妥拉明等；血管扩张药：如硝酸甘油等。

一旦发生体位性低血压，立刻将患者抬放到空气流通处，或将头放低，松解衣领，适当保温，患者一般很快苏醒。对发作持续时间较长而神智不清楚的患者，应及时送医院救治。

第五章

常规防治高血压的方法

1 应对年轻人高血压的方法

长期大动脉压力的升高，会进一步增加心脏的阻力，引起左心室肥厚，最终可引起心脏舒张功能减退及冠状动脉相对供血不足，表现为心功能减退、心绞痛、心肌梗死、脑卒中、肾衰竭，导致残疾，甚至死亡的结果。所以，年轻人高血压将来合并心脑血管病的概率大，影响患者的健康和生存状况、生活质量及劳动能力。因此，年轻人比起老年人，更要对高血压这一"隐形杀手"提高警惕。

①非药物治疗措施：包括减轻体重、限盐、补钾补钙、运动锻炼（运动疗法的降压作用可以肯定，其降压范围一般是降低收缩压 8～16mmHg）、松弛训练、戒烟限酒（如吸烟不易戒断，必要时采用心理支持和药物戒烟），做到心理平衡，保持乐观心态，适当降低自己对工作、生活的期望值，善于宽容别人，善待自己，睡眠充足等。

②接受降压治疗：高血压发病过程是逐步发生、逐渐进展，一旦进展到大、小血管都有明显结构改变时再使用降压药物，很难逆转病理改变，而且要用多种药物才能将血压降低。因此，年轻高血压患者应当要考虑尽早接受降压治疗，一般首选 β 受体阻滞剂。

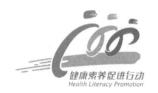
　　医学临床研究发现，长期应用利尿剂和 β 受体阻滞剂可能产生代谢方面的副作用，如血脂异常和糖代谢异常（β1 受体阻滞剂少影响糖、脂代谢）。因此，年轻高血压患者使用时应当注意。目前也有人主张，年轻高血压患者应选血管紧张素Ⅱ受体拮抗剂或血管紧张素转换酶抑制剂，但此类药物产生降压作用的时间可能较长，因此判断疗效的时间要延长。

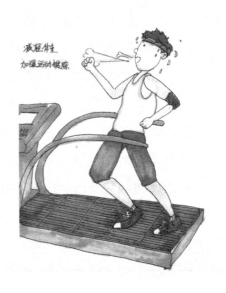

2 在家急救 高血压急症的方法

医学专家提醒：对于长期没有按照医嘱服降压药（低服药率）、血压未达到目标（低控制率）的高血压患者来说，**要警惕四种高血压急症（高血压脑病、脑卒中、心肌梗死、急性左心衰竭）来袭。**由于患者家属是首先发现患者发生高血压急症的人，又是可以立即给予急救的人。因此，家属及患者自己了解高血压急症的急救知识，是决定患者预后的首要因素。一旦高血压患者在家中出现下列情况，应迅速采取急救措施。

①患者突发恶心、呕吐、剧烈头痛、心慌、视物模糊、视物发黑、说话吐字不清，并伴血压突然升高，应考虑是否为高血压脑病。应让患者立即卧床休息，稳定情绪，不要紧张，及时服降压药。如果服药和休息后病情无好转，应立即通知急救中心求助（"120"急救电话）。

②患者突发肢体麻木、瘫痪、意识障碍，应考虑是否发生脑卒中。家人应即刻通知急救中心求助，同时要立即使患者平卧，将头偏向一侧，防止呕吐物吸入气道，造成误吸，导致窒息等。

③患者突发胸痛、胸闷、出冷汗等，应考虑是否为心

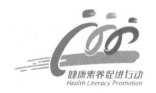

绞痛、心肌梗死。应立即含服硝酸甘油片（或异山梨酯）、速效救心丸等，在服药 5 分钟后，如症状不能改善甚至加重，家属或患者本人应立即向急救中心求助，而不是自行前往医院。

④患者突发气促、心悸、端坐呼吸等，应考虑是否为急性左心衰竭。应迅速让患者采取坐姿，双腿下垂。如家中备有氧气袋或家用氧气瓶，应马上让患者吸氧，并立即向急救中心求助。

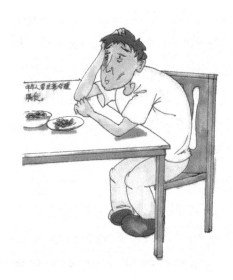

3 处理白大衣性高血压的方法

与一般高血压患者相同，白大衣性高血压者也应进行综合治疗，即平时注意限盐、减肥、适当体力活动、重视劳逸结合和心理调节等。

①白大衣性高血压的非药物治疗：经临床观察发现，白大衣性高血压通过放松疗法可能得到改善，故非药物治疗是有意义的。

"24 小时动态血压监测"研究表明，白大衣性高血压在诊所诊断的高血压病中的发生率因高血压病期及轻重、患者年龄、性别不同而有一定差异。白大衣性高血压在轻型高血压中占 12%～25%，或高达 20%～40%，在医院中偶尔测得的血压并不能反映患者在日常生活中的真实血压水平。目前"24 小时动态血压监测"已成为诊断白大衣性高血压常用的手段。

需要注意的是类似情况还可见于一些年轻人，他们平日血压正常，而面临入学或入伍前的体检等场面时，血压升高。无论医生怎样让他安静休息，嘱咐他不要紧张，血压仍不能下降。对这类人，即使现在不下高血压的结论，但其后发展为高血压的可能性比别人大。

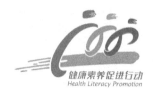

②白大衣性高血压的药物治疗：由于白大衣性高血压是因交感神经功能亢进所致，因此，治疗的首选药物是能减弱交感神经活性的药物 β 受体阻滞剂，如美托洛尔等。一般而言，只需维持小剂量即可，并需在医生指导下服用。

4 应对临界 高血压的方法

何谓"临界高血压"？在静息状态下，有过3次（在不同时间）测量的血压值，及一定时间测量的血压值在130～139/85～89mmHg，即定为"临界高血压"。

多数临界高血压患者没有什么明显的症状，患者有时可间断性地出现较轻微的头痛、头晕、耳鸣、乏力等不适，有时血压还会出现较大的波动，心情激动或紧张时血压可偏高，严重者还可出现脑血管意外。以往人们对临界高血压不太重视，但近年来的临床研究发现，70%的高血压病是由临界高血压发展而来的。临床观察发现，因临界高血压引起的脑卒中、脑血栓形成、脑梗死、冠心病等并发症不少，死亡率也不低。

临床研究表明，加强对临界高血压患者的管理，同样可减少并发症的发生。一旦发现血压偏高，应该定期复查。临界高血压患者一般可不用或少用降压药，积极的应对措施是进行科学适量的锻炼，辅以合理的饮食、良好的休息及乐观的心情。

一般来说，应对临界高血压，以非药物疗法为主：

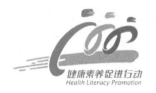

①减轻体重；

②限制食盐的摄入量，应少吃盐、咸菜、腌制品等；

③戒烟；

④限酒。可喝少量葡萄酒、啤酒，尽量少喝高度白酒；

⑤增加运动。运动以散步、快步走、慢跑、快跑、游泳、爬山为宜，运动量循序渐进。

通常，非药物疗法能有效地控制血压的波动。如果血压偏高不降或伴有其他病症，可在医生指导下适当地给予药物治疗。

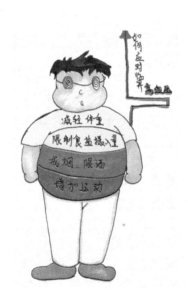

5 高血压患者进行低盐饮食的方法

  饮食与高血压有很大的关系。摄盐过多可使血压升高；饱餐与甜食易使人发胖，肥胖易使血压升高。高血压患者的饮食中，既要保证充分的热量、脂肪和必需蛋白质，但又不宜过量。盐是"百味之祖"，没有了盐，食物索然无味，还会引起倦怠、乏力、嗜睡等一系列症状。但是盐吃多了也会出问题，特别是会引起高血压。

  医学研究显示，每日摄入食盐 5～6 克，血压下降8/5 mmHg；每日摄入食盐 2.5～3 克，血压下降 16/9mmHg。绝大多数人都能承受中等量钠盐（5～6 克）摄入限制。对于血压正常者，低盐饮食可以预防高血压。低盐饮食对热环境中重要营养物的摄入及运动耐量并没有影响。限制钠盐的摄入不但降低血压，而且可以减少药物剂量，因而使药物的不良反应减轻。一般来讲，人们每日从食物中摄取的盐为 2.5～4.5 克，如果将每日盐量控制在 6 克以下，做饭和吃饭时另加入的食盐量应少于 2～3 克。据调查，我国膳食中约 80% 的钠盐来自烹调或含盐高的腌制品，因此，限盐首先要减少烹调用盐及含盐高的调料，少食各种咸菜及盐腌食品。高血压患者进行低盐饮食的一些具体措施有：

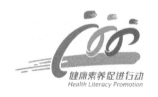
①多吃天然食品，少吃或不吃加工好的食品。天然食品中钠含量低，而钾的含量较高。多数加工好的食品中加入了钠而去掉了钾；

②在做饭时不加盐，但为了保持口感，可在吃饭时加少许食盐；

③少吃或不吃隔夜饭菜；

④不吃或少吃快餐，多数快餐中钠盐含量高。对于那些口味较重的人，应该逐渐减少食盐的摄入，不追求一步到位。在日常生活中，正确估计食盐的量具有特别重要的意义。瓷勺一平勺食盐约为18克，瓷勺一平勺酱油相当于食盐3克，咖啡勺一平勺食盐约为3克，一小撮（用3个手指尖）食盐为2～3克，高血压患者可根据需要和可能情况进行应用。

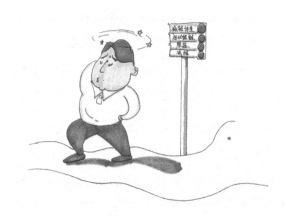

6 高血压患者夏日 调整降压药的方法

在专家门诊中，遇到一些高血压病患者反映：他（她）们一向将血压控制得好，可是每到夏天，本应血压更为稳定，但反而不稳定了，甚至会升高，自感症状会加重。其实这其中原因，可能与使用空调有关。

在一般情况下，血压随着季节变换也有变化。在炎热的夏季，人体周身血管舒张、血流加快、阻力减少。同时人体又容易出汗，排钠多，肾脏负担相对减小，部分患者的血压比其他季节低 10mmHg 左右。通常高血压患者都能根据气候因素、习惯，自行调整用药品种和剂量。当夏天来临时，随着血压的下降，高血压患者会减少服药剂量，或调换降压作用比较小的药物。当前患者家里都装了空调，单位办公室、商场超市等场所也都有空调。夏天不论是办公室还是家中都会使用空调来降温，患者差不多整天在室温 20 多摄氏度（℃），或更低的环境里生活、工作，相当于置身在春、秋凉爽季节，此时应按春、秋季节的剂量服药。如果减少降压药物的剂量，或服用降压效果偏轻的药，对温度变化不在意的患者，血压当然就会不稳定，甚至升高了。大热天里血压不但不降低，反而升高的症结就是因

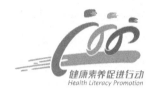

为使用空调。此外，室内与室外温差的急剧变化，会引起血管的不断收缩和扩张，直接导致血压的不稳定。

专科医生特别提醒高血压患者：

①尽量不要长时间在空调环境里；

②家里用空调时最好将室内温度控制在 27~28℃ 为宜；

③室内与室外的温差不要超过 8℃ 为好；

④避免对着空调机直接吹冷风。

7 糖尿病合并 高血压的降压方法

糖尿病合并高血压后，既要控制血糖，也要控制血压，而控制血压的重要性绝不亚于控制血糖，尤其是已经有糖尿病肾病的患者，血压控制不仅是保护肾脏的关键，而且是防止糖尿病肾病加重的手段。

糖尿病合并高血压患者的降血糖与降血压治疗可以同时进行。但如果患者血糖控制尚理想，血压却经常在 160/100mmHg 以上，或同时发生了肾脏、心脏等疾患，降压就比降糖显得更为紧迫一些。

那么，糖尿病合并高血压的患者应该如何控制血压呢？首先，糖尿病合并高血压的患者应该加强血压监测。统计资料表明，尽管相当多的糖尿病患者在服用降压药，但高血压并未得到满意控制。因此，建议糖尿病合并高血压的患者在服用降压药期间，应每星期检查血压 3～5 次，以便及时调整降压药。其次，与单纯高血压患者比较，糖尿病合并高血压患者的血压控制水平要更严格。

近年来的医学研究资料显示：

①糖尿病合并高血压患者建议将血压控制在 130/80mmHg 以下，老年患者或伴冠心病患者血压建议控制在

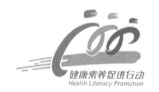

140/90mmHg 以下。

②收缩压在 130～139mmHg 或者舒张压在 80～89mmHg 的糖尿病患者，建议：开始非药物治疗，包括饮食管理、减重、限制钠盐摄入、戒烟戒酒和适当运动。应特别注意的是暂时不予药物治疗的患者应定期随诊和监测血压，并按随诊结果考虑是否给予抗高血压药物，以免延误病情；经 3 个月以上上述生活方式干预效果不佳，血压≥140mmHg 的患者，应在非药物治疗的基础上立即开始药物治疗；伴微量白蛋白尿的患者，可以直接使用药物治疗。

目前，根据国内外的经验，绝大多数糖尿病合并高血压患者可遵循下述原则选择降压药。

首先可考虑使用血管紧张素转化酶抑制剂（ACEI）或血管紧张素Ⅱ受体拮抗剂（ARB），对肾脏有保护作用，且有改善糖、脂代谢的益处；当需要联合用药时，应以 ACEI 或 ARB 为基础。其次可选用钙拮抗剂。这类药物抑制钙进入血管壁，使血管扩张，降低血压，同时治疗冠心病。常用的药物如硝苯地平缓释片。

8 治疗高血压 合并心力衰竭的方法

高血压患者出现心力衰竭的原因在于，长期高血压可引起心脏损害，一方面心脏负荷过重早期使左心室肥厚，并逐步使心脏离心性扩大；另一方面心脏重构导致冠脉储备能力下降，或并发冠状动脉病变。心力衰竭型高血压患者早期以左室舒张功能障碍（舒张性心力衰竭），晚期以左室收缩功能不全（收缩性心力衰竭）为主要临床表现。

高血压合并心力衰竭的治疗措施：

（1）舒张性心力衰竭的治疗

①使用血管紧张素转化酶抑制剂（ACEI）、β受体阻滞剂和钙拮抗剂（CCB）：以提高心肌顺应性，使心室收缩协调，增加射血分数。如选用依那普利、卡托普利、美托洛尔、氨氯地平；

②避免使用洋地黄类药物（地高辛）：该药不能改善舒张功能，反而会增加心肌耗氧量；

③降低心率，纠正心律失常：常用美托洛尔；

④降低心脏前负荷，减轻肺淤血：主要应用硝酸酯类药和利尿剂。

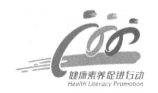
（2）收缩性心力衰竭的治疗

急性失代偿心力衰竭强调纠正血流动力学异常，改善症状和预后，应采用利尿、扩血管、强心等治疗。慢性稳定期心力衰竭强调心肌生物学特征和阻断神经内分泌激活的治疗。

①血管紧张素转化酶抑制剂（ACEI）：能降低血压，减轻心脏后负荷；抑制神经内分泌；逆转左心室肥厚；改善症状。常用的有依那普利、贝那普利、培哚普利等；

②β受体阻滞剂：能降低血压，抑制交感神经活性，改善心肌重构。常用美托洛尔，及α、β受体阻滞剂卡维地洛等；

③正性肌力药物：用于收缩力下降，心脏扩大，射血分数低患者。常用地高辛；

④利尿剂：体液潴留者常用，控制心房压是最重要的措施之一。常用氢氯噻嗪、呋塞米等。

第六章

高血压患者在日常生活中的注意事项

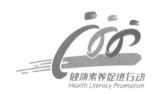
1 高血压患者应警惕视网膜病变

医学临床医学发现，高血压患者测量眼底视网膜，在病情发展的不同阶段可见下列眼底变化：

①I级：视网膜动脉痉挛。

②II级 A：视网膜动脉轻度硬化。

③II级 B：视网膜动脉显著硬化。

④III级：II级加视网膜病变（出血或渗出）。

⑤IV级：III级加视神经盘水肿。

高血压初期患者血压急骤升高时，视网膜动脉会发生暂时性功能性收缩，即动脉痉挛，表现为一过性视物模糊；当血压正常后，动脉管径恢复正常，视物又重新变得清楚如前。若血压持续不降，痉挛长期不缓解，就会发展为动脉硬化狭窄。

通常当高血压患者血压控制在正常水平后，眼底变化可恢复原状。视网膜水肿、出血、棉絮斑可在几周内消退，硬性渗出则需几个月才消退。若血压又升高，则眼底病变还可出现，且不断加重。医学研究表明，眼底改变与心肾损害及死亡率成正比，所以，控制血压水平是防治眼底病变最根本的措施。

必须指出，如果高血压患者感觉眼睛胀痛，经常流眼泪，不一定是高血压引起的，可能与视疲劳、结膜炎症或泪道阻塞等有关，建议到医院眼科做一下有关检查，明确病因，同时应对高血压病积极防治，避免对眼睛视网膜的影响。

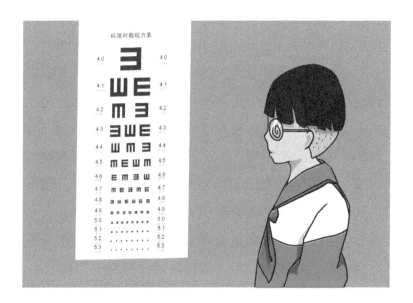

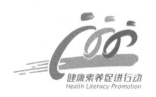
2 高血压患者
头痛要少用止痛药

当高血压患者出现不明原因的头痛、头胀和头晕时，应及时测定血压。如果血压增高所致头痛等症状，要积极控制血压，随着血压下降或恢复正常，头痛等症状往往可自行消退，务必少用或不用一般止痛药（如解热止痛药阿司匹林、布洛芬、吲哚美辛、对乙酰氨基酚、保泰松等）。

医学研究表明，高血压头痛的发生机制与脑动脉痉挛有关，降压药物促使脑动脉血管平滑肌松弛，缓解脑动脉痉挛，从而能够改善脑供血并有效控制头痛。医学专家建议，伴有明显头痛等症状的高血压患者，可试用尼莫地平作为基础降压药，与血管紧张素转换酶抑制剂（ACEI）或β受体阻滞剂联合用药，既可有效控制高血压，又可防范头痛等症状。

据研究报道，止痛药可抑制前列腺素的合成，使其水平降低，导致：血管发生痉挛收缩，外周阻力增高，血压升高；降低肾脏血流量及水、钠的排泄，引起高血压。医学专家提议：如果患者一时头痛显著，偶尔服用 1 ~ 2 次止痛药并无大碍，但决不可依赖止痛药治疗；头痛发作时，应注意休息，慎用止痛药物，局部可外搽风油精等。

　　此外，高血压患者的血压往往随着气温的变化而上下波动，从而导致头痛的出现。由于有的患者睡眠不足可能引起精神紧张，导致紧张性头痛，因此，患者应注意头痛的发病情况、部位、出现的时间、减轻或加重的因素，以便医生确定头痛的病因，采取正确的防治手段。如果在未经医生诊治之前滥用止痛药，虽然疼痛的感觉可以暂时减轻，但有可能掩盖疾病特有的症状，给医生诊断带来困难而贻误病情。

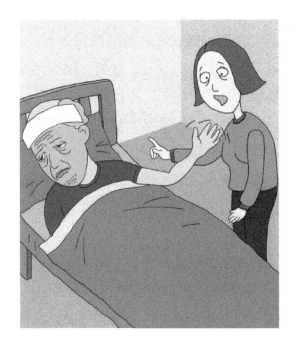

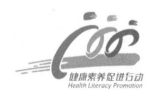
3 高血压患者开车时应该注意的事项

　　司机（驾驶员）的精神经常处于高度紧张状态，是患高血压的高危人群，许多司机都患有不同程度的高血压。司机开车时注意力高度集中，尤其在高速公路上，持续紧张会刺激交感神经兴奋，造成血压上升，血管痉挛收缩，血流减少而加剧心肌缺血、缺氧。路面拥堵时，人的情绪很容易烦躁，遇到超车、违规时，不免怒从心头起，血液大量涌向心脏，血压猛然上升，此时恐怕早晨吃的降压药也压不住上升的血压。

　　那么，高血压患者开车时应该注意什么呢？

　　①开车以前准备好降压药，并按时、按量、规律服用降压药。

　　②开车以前准备好腕带式电子血压计，以便随时测量血压。

　　③开车少开长途车，尽量缩短连续驾驶时间，每隔2～3个小时至少休息10～15分钟，并及时补充水分。

　　④开车时如遇路况差、路面拥堵等状况，要避免发火，可以唱唱歌、听听舒缓的音乐。大声唱歌时可以增强气体交换，给心肺提供更多的氧气。

⑤开车时如遇堵车严重、空气流通不好的地方，少开车窗，因汽车排放出来的大量有害气体可能会对血管产生刺激，引起血管痉挛，诱发血压上升。

⑥控制开车次数，每周开车时间最好不超过 3～4 天。

⑦如果在开车途中出现头晕、胸闷等症状，要及时将车停在安全区域，使用腕带式电子血压计测量血压，必要时拨打 120 急救电话。

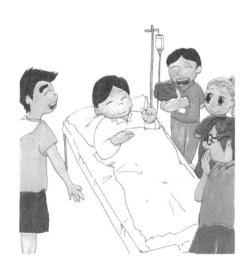

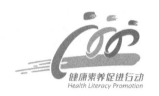
4 高血压患者寒冬时需谨慎洗澡的原因

　　健康人在寒冷的冬天洗一个热水澡是很开心的一件事，既可以清洁皮肤，又能促进血液循环，加速体内的新陈代谢，有缓解疲劳之效。但是，对于中老年高血压患者来说，寒冬洗澡要注意很多方面，否则会发生不必要的危害。专家提醒，据调查，每年有 10%～20% 的中老年高血压患者在洗澡时血压突然升高，突发脑卒中。因此，中老年高血压患者寒冬时在家洗澡要切记安全防护方法，患者及其家人应特别注意：

　　①患者在洗澡前应先自测血压，血压控制好并稳定时洗澡更为安全。

　　②患者在洗澡时水温不宜过高，一般不超过 41℃ 为最佳。如果水温在 45℃ 以上，人体热量不易散发，也容易发生虚脱。

　　③患者在洗澡前喝适量温热开水，补充全身的血液容量。洗完澡再喝适量温热开水，及时补充流失水分。

　　④患者不要在空腹、饱餐或饮酒后洗澡：洗澡过程中，身体会消耗很多热量，空腹时洗澡容易发生低血糖；饱餐后胃肠道的血液需求增加，此时洗澡致使心脑供血不足，

容易诱发心脑血管意外；饮酒后洗澡会加快血液循环，促使体内能量消耗增多，易引起低血糖或脑卒中。

⑤患者洗澡不能洗太长时间（一般不超过 10～15 分钟）。如果患者在热水中久泡，易引起心脏缺血、缺氧，致使冠状动脉痉挛、血栓形成，诱发缺血性脑卒中，严重者可出现心律失常而发生意外。

⑥患者洗澡时，家中要有人在，不要锁住浴室的门。一旦出现突发问题能及时寻求帮助。

⑦患者不要在发热或感冒时洗澡，以防加重病情。

⑧家中浴室应配备防滑设施，谨防患者摔倒。

⑨家中浴室应配备取暖设施（如浴霸），谨防患者因寒冷而血压升高。

⑩家中应多备治疗高血压的药物，以备急需，防止意外。

5 患者服降压药时应注意食物搭配

医学专家提醒，高血压患者在服降压药的时候要注意饮食的搭配，有些食物对降压药会产生影响。如以下 5 点：

①服用降压药最好选择温开水：尽量不要用矿泉水送药，因为矿泉水中的矿物质和金属离子可能会对药物产生影响。

②不宜用牛奶送服降压药：据研究，牛奶中有丰富的酪胺，当人体内一种分解酪胺的酶被降压药抑制时，酪胺就会大量蓄积，引起血压升高、心律失常。另外，牛奶分子的颗粒十分细腻，与降压药同服，分子颗粒很易包裹在药物分子表面，影响降压药的药效。其他像奶酪、酸奶等牛奶相关制品都不宜与降压药同服，如同一时间段服用，也需间隔 30 分钟以上。

③服用降压药时少吃柚子（或喝柚子汁）：据报道，柚子汁中的柚皮素成分会影响肝脏中某种酶的功能，而这种酶与降压药的代谢有关，会使血液中药物浓度过高，造成血压过低的不良反应。

④服用排钾利尿降压药时，应多吃富含钾的水果（如香蕉）：服用排钾利尿药（如氢氯噻嗪），尿排得愈多，水

分的流失也愈严重，电解质（如钾、钙、镁等）也容易随着水分而排出体外。如果身体缺钾，可能会引起心律失常、呕吐、腹泻等症状。

⑤服血管扩张剂降压药（如米诺地尔）时，少喝咖啡、浓茶：血管扩张剂的作用是扩张血管，减轻心脏负担。服用这类药物时，要限制咖啡、浓茶及可乐等富含咖啡因的饮料，其会引起血管收缩，可能导致药效降低。

6 长期睡眠不足对高血压的影响

根据医学专家建议，成年人每日睡眠时间应为 7 ~ 9 小时。但调查发现，很多成年人的睡眠都达不到这个标准。长期睡眠不足对高血压有何影响呢？

（1）长期睡眠不足会直接导致高血压

医学研究指出：长期睡眠不足是越来越多的年轻人患高血压的原因之一，由于年轻人生活不规律导致长期睡眠不足，如果还熬夜则更会雪上加霜，久而久之便诱发高血压。医学研究发现，睡眠不足会使人 24 小时的平均血压升高和心跳加快，由此会增大心血管系统的压力。据调查报道，在年龄介于 32 ~ 59 岁的受试者中，每天睡眠不足 5 小时者，得高血压的风险为正常睡眠人群的 2.1 倍。因此，改善睡眠情况，保持规律的睡眠，对于预防高血压至关重要。

（2）长期睡眠不足会影响降压药的效果

一般情况下，高血压患者白天血管的负担比较重，而睡觉时血管负担会减轻。夜间睡眠不足，会扰乱人体生物钟，破坏血压昼夜节律，使血压波动不稳。

医学研究证实，长期睡眠不足的患者自主神经调节功能紊乱，可出现情绪紧张、脾气暴躁、焦虑或抑郁等精神障碍，使小动脉处于持续性收缩状态。不仅造成血压不稳定或处于升高状态，而且还影响降压药物的效果。

通过什么方式来改变睡眠情况：要养成晚上 23 时前入睡的习惯；经常做做运动，睡前听听音乐，让身心放松，平缓血压；保持规律睡眠，每晚定时关灯，减少卧室内的噪声，睡前避免可能干扰睡眠的物质（如烟酒、咖啡等）；避免熬夜沉迷于网络和游戏之中：大脑长期受到电子产品的刺激，处于紧张状态，会使大脑皮层兴奋和抑制失衡，引起全身的血管收缩，导致血压的升高。

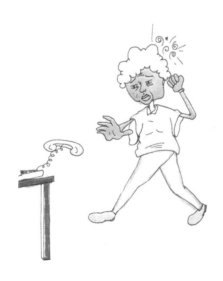

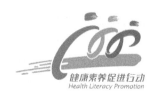
7 不能骤停的降压药种类及原因

医学研究发现，凡是能产生依赖性的药物，如骤然停药，均有可能出现一系列症状，有的甚至发生严重反应，医学上称为停药综合征（又称"撤药综合征"、"反跳现象"）。目前较常见的降压药停药综合征，其主要表现为血压严重反跳。现已查明，有的降压药（如β受体阻滞剂、中枢性降压药等）突然停用能引起停药综合征。

①β受体阻滞剂的停药综合征：β受体阻滞剂如美托洛尔、比索洛尔突然停药可表现为反射性血压升高、心动过速、心绞痛和心律失常加重，甚至引起急性心肌梗死及猝死。这是由于长期使用β受体阻滞剂后，机体代偿性受体密度上调，对交感活性敏感性显著增强，停药后突然解除β受体阻滞作用会使受体兴奋性增高，而受体未及时下调，出现增敏或超敏性所致。通常撤药24小时后交感神经敏感性开始增强，6日后达到高峰，以后又逐渐减弱，10~14日后基本恢复正常。故一般撤药应在2周内逐渐减量，直到完全停药为止，即可防止反跳现象的发生。

②中枢性降压药的停药综合征：可乐定是中枢性降压药（作用于交感神经），突然停药或连续漏服数剂，可发

生反跳性血压增高，多于停药后 12～48 小时出现，并持续数日，此时，可有 5%～20% 患者伴有精神紧张、胸痛、头痛、失眠、面红、恶心、呕吐、唾液增多、手指颤动等症状。可乐定每日用量超过 1.2mg 或与 β 受体阻滞剂合用时，如突然停用会使血压反跳，医学上称之为"交感神经亢进的撤药症状"。目前可乐定在临床上已不作常规使用。

用药的目的在于防病治病，达到目的后，停药就成了自然而然的事。但必须指出，高血压患者降压治疗的益处是通过长期控制血压达到的，所以，高血压患者需要长期降压治疗，尤其是高危患者。在每个患者确立有效治疗方案并获得血压控制后，仍应继续治疗，不要随意停止治疗或频繁改变治疗方案，停服降压药后多数患者在短期内又会恢复到原来的高血压水平，甚至带来因血压波动和升高而造成的一些并发症。故何时停用或换用某种降压药，要听取医生意见。

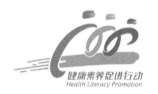
8 对血脂有影响的 降压药种类

医学临床研究发现，对血脂有影响的降压药为：

①利尿剂：利尿剂虽然具有降血压作用，但是：如果长期使用氢氯噻嗪和氯噻酮这两种利尿剂，可使血清中总胆固醇（TC）和甘油三酯（TG）的水平升高；如果长期服用呋塞米，可使血清中高密度脂蛋白胆固醇（HDL－C）水平降低，低密度脂蛋白胆固醇（LDL－C）升高，有促进动脉粥样硬化的可能。

长期使用利尿剂之所以会引起血脂异常，主要与该药物可引起糖代谢异常有关。

医学临床研究发现，使用利尿剂进行治疗的患者，其血液中胰岛素和血糖的水平会升高，糖耐量会降低，这说明其对胰岛素产生了抵抗作用。这种抵抗作用一方面可使人体对糖的利用率降低，另一方面可使胰岛素对脂肪分解的抑制作用减弱。这两方面的作用都会使脂肪的分解作用加强，导致血液中游离脂肪酸的数量增加和肝脏合成极低密度脂蛋白胆固醇（极低密度脂蛋白胆固醇的代谢产物就是低密度脂蛋白胆固醇）的速度加快，从而使血液中极低密度脂蛋白胆固醇和甘油三酯（TG）的水平升高。

②β 受体阻滞剂：临床研究发现，人们在使用普萘洛尔、美托洛尔、阿替洛尔等 β 受体阻滞剂 2 周后，血清中甘油三酯（TG）的水平会升高，胆固醇（TC）升高，高密度脂蛋白胆固醇（HDL－C）的水平会降低。如果服用上述药物 1 年以上，不仅血清中的甘油三酯（TG）水平会升高，高密度脂蛋白胆固醇水平（HDL－C）会降低，而且其血清中总胆固醇（TC）和低密度脂蛋白胆固醇（LDL－C）的水平也会升高。

另外，高血压合并血脂异常的患者除了应服用有效的降压药物进行治疗外，还应针对血脂异常的类型和程度，选用调脂药进行治疗。

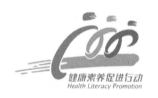
9 高血压患者要远离噪声

英国研究表明，居住在噪声污染严重地区附近的居民，因心脏病住院的概率会增加 20% 左右。譬如广场舞等噪声污染，带来的伤害不容小觑。

中国对城市噪声与居民健康的调查表明：噪声每上升 1 分贝，高血压发病率就增加 3%；在 70 分贝到 90 分贝的噪声中呆 5 年，人患高血压的危险性高 2.47 倍。就目前而言，按照中国的环境噪声容许范围标准，夜间噪声不得超过 30 分贝，白天（6 时至 22 时）不得超过 40 分贝。不过，我国公民对这方面的保护意识还不强，有时甚至没有意识到身边有噪声，但伤害却已悄悄发生了，如睡觉的时候，可能会因一次汽车开过产生的 50 分贝噪声而使血压升高。

高血压患者面对噪声污染，该怎么办呢？

①别长期待在噪声超过 45 分贝的环境中。英国公共健康专家提醒，噪声超过 45 分贝就可能损害健康。如今有不少限制广场舞的相关法规出台（据报道，2014 年 11 月我国广州市对广场舞噪声污染进行限制，提出白天噪声不得超过 60 分贝，夜间噪声不得超过 50 分贝），如果实在改变

不了噪声污染的话，就用耳塞，也能减少伤害。

②安装双层窗户。中国环境科学院环境污染与健康研究员张金良说，建议住地太吵的家庭安装双层窗户，挂较厚的窗帘，少开闹市一侧的窗户。

③卧室远离马路。有医学专家建议，如果房子面朝马路，建议把卧室设计在远离马路的房子背面。还要把钟表、电脑等"请"出卧室，冰箱放在离卧室、书房等较远的地方。

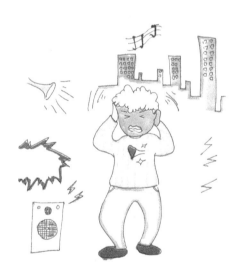

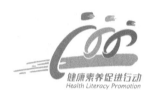
10 高血压患者应关注清晨血压

你的血压 24 小时都安全吗？你的血压控制达标了吗？

世界高血压联盟主席、北京阜外医院刘力生教授曾指出，我国近94%的高血压患者不能安全度过一个"血压得到持续稳定控制"的一天，而 24 小时血压控制达标率直接关系到心、脑血管疾病的发生率。刘力生教授特别强调清晨血压，血压"过上"安稳的一天应该从关注清晨血压开始，因为脑卒中、心绞痛、猝死和心肌梗死在清晨发生率最高。血压存在昼夜变化节律，这与人体生物钟有内在关联。在绝大多数血压正常和无并发症的高血压人群中，夜间睡眠时血压降低，在凌晨 2～3 时最低。清晨醒前血压快速升高，晨醒后开始日常活动的最初几小时内（清晨 6～9 时）血压达到或者接近峰值。

换句话说，清晨血压通常指清晨醒后 1 小时内、服药前的家庭血压测量结果，或动态血压监测记录的起床后 2 小时，或清晨 6～9 时之间的血压。清晨血压在一定范围的升高属于生理现象，但如果家庭血压测量或动态血压监测的清晨血压≥135/85mmHg 和/或诊室血压≥140/90mmHg，即为"清晨高血压"，医学上称之为"血压晨峰"。血压晨峰会引起心血管系统压力升高，增加心血管事件风险。

对于某些特殊的高血压患者而言，他们的血压在晨起后迅速且大幅度地升高，可持续 4~6 小时。清晨高血压是一种常见的 24 小时血压异常变异，尤其多见于中老年人群。对人体的心脑血管等靶器官的损害尤为明显，而且在治疗上也有独特之处，值得引起重视。

清晨高血压的治疗：

①改善生活方式（对血压控制效果不可忽视）。

②建议患者晨醒后不要立即起床或进行剧烈活动，应继续卧床片刻或慢慢侧身起床。

③选用长效降压药和联合用药是基本原则：钙拮抗剂类（如氨氯地平、非洛地平、硝苯地平等）；由于肾素—血管紧张素—醛固酮系统的过度激活是清晨高血压的重要机制，可选择血管紧张素转换酶抑制剂（ACEI，如依那普利、贝那普利、培哚普利等）和血管紧张素受体拮抗剂（ARB，如氯沙坦、缬沙坦、替米沙坦、坎地沙坦等）药物；β 受体阻滞剂具有抑制交感神经的作用（如美托洛尔、比索洛尔等）。

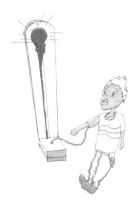

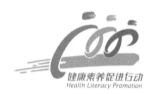
11 首诊时应当测量双臂血压

常有高血压患者问："我左、右上臂血压不一样高，有什么问题吗?"

我国《高血压防治指南》（2010 年版）指出，"首诊时应当测量双臂血压，因为外周血管病可以导致左右两侧血压的不同。如两侧上肢的血压存在持续的差异则应以血压高的一侧为准。以后测量血压应当测该上臂血压"。因此，高血压患者应该摆脱只测一侧手臂血压的陋习。应将测量双臂血压差值作为常规医疗检查的一部分，无论医生测量还是患者自测，最好测量双臂血压。

通常情况下，正常人的两臂血压值也不是完全一样的，但一般两侧相差不大，右臂收缩压比左臂高大约 10mmHg，舒张压比左臂高 5mmHg 左右。如果一个人双臂之间的血压差（"双臂压差"）大于 10mmHg，就属于不正常的现象了，这说明该患者血压较低一侧的手臂存在动脉狭窄或不完全性堵塞的情况。

一般认为，上臂动脉管腔狭窄（如锁骨下动脉狭窄）是导致该侧血压降低的基础，动脉粥样硬化、大动脉炎和血管的先天性发育异常是上臂动脉管腔狭窄的病因。医生提醒，当高血压患者双臂压差超过 30mmHg 时，说明患侧动脉供血已经发生了阻碍，如果不及时进行对症治疗，很容易出现偏瘫。

目前一般推荐，测量血压选择右臂，原因是右肱动脉来自主动脉的第一分支，所耗能量较小，而左肱动脉来自主动脉的第三分支，所耗能量较多。首次就诊者需要测量双侧上臂血压，以后则固定测量较高一侧的上臂血压。

韩国医学中心进行了一项研究，研究结果显示：两臂收缩压或舒张压差值 ≥ 10mmHg 是急性缺血性脑卒中的一个强的独立预后标志。

国内外医学研究可发现，了解双臂是否有较大压差（"双臂压差"）是一个重要环节，便于患者和医生知道今后是否需要调整治疗方案。医生提醒，双臂压差值大，可能会增加心脑血管病的风险。

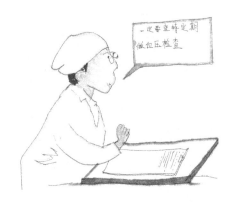

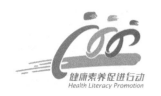
12 高血压
"健康膳食" 的概念

健康膳食对高血压防治具有极其重要的作用。2007 年全国高血压日主题是"健康膳食、健康血压"。那么，高血压"健康膳食"指的是什么呢？医学专家解读如下：

健康膳食（即合理膳食）指通过低盐、低脂、低甜食，高维生素、高纤维素、适量优质蛋白饮食来预防和控制高血压的发生。合理膳食要求热量摄入和消耗平衡，营养素能够满足身体的需要。国际提出的具体建议为：

①减少钠盐。每人每日食盐量不超过 5 克。我国膳食中约 80% 的钠来自烹调或含盐高的腌制品，因此，限盐首先要减少烹调用盐及含盐高的调料，少食各种咸菜及盐腌食品。

每天摄入量小于 5 克（包括炒菜、咸菜、酱油、腌制品中的盐）。

②减少膳食脂肪，补充适量优质蛋白质。建议膳食减少含脂肪高的猪肉，增加含蛋白质较高而脂肪较少的禽类及鱼类。蛋白质的质量由高到低依次为：奶、蛋；鱼、虾；鸡、鸭肉；牛、羊、猪肉；植物蛋白，以豆类最好。豆类及豆制品，如豆芽、豆腐、豆腐干、腐竹等都是优质蛋白，

豆类含钾量远高于其他食物。目标：胆固醇摄入每人每日 <300 毫克；食用油每人每日 <25 克。动物性食品不超过 100 克／日。每日牛奶 250 克，每周蛋类 5 个、豆制品 500 克；鱼类 300～400 克。

③注意补充钾和钙。应增加含钾多、含钙高的食物，如绿叶菜、鲜奶、豆类制品等。

④多吃蔬菜和水果。饮食应以素食为主，适当进食肉类食品。目标：每日摄入苹果、橘子等 1～2 个，蔬菜 250～400 克。

⑤限制饮酒。高血压患者应尽量戒酒。健康人饮酒，男性每日酒精量不超过 25 克（即葡萄酒 100～150 克，或啤酒少于 250～500 克，或低度白酒少于 25～50 克）；女性则减半量，不提倡饮高度烈性酒。

医学临床研究发现，高血压与饮食有相当大的联系。高血压患者的日常饮食应以清淡而足够营养的膳食为主，少吃肥甘厚味的食物，如动物内脏、蛋黄、动物油脂等；宜选择食用植物油，还可进食蛋清、豆制品等以补充营养。主食应多进食一些如小米、高粱、豆类、白薯在内的粗杂粮。在蔬菜和水果的选择上，可食用芹菜、胡萝卜、西红柿、黄瓜、冬瓜、木耳、香菇、洋葱、海带、大蒜、白菜、土豆、丝瓜、芋头、茄子等蔬菜，及苹果、香蕉、西瓜、马蹄、山楂等具有降压或降血脂作用的瓜果。

高血压患者的饮食原则有：

①控制热量和体重：肥胖是高血压的危险因素之一，而肥胖的主要原因是热量入超。体内多余的热量能转化为脂肪储存于皮下及身体各组织中，从而导致肥胖。有人观察超过正常体重 25 千克的肥胖者，其收缩压可高于正常人 10mmHg，舒张压高 7mmHg。因此，控制热能摄入、保持理想体重是防治高血压的重要措施之一。

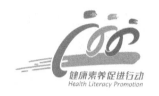
②限制食盐（钠盐）：流行病学调查证明，食盐摄入量与高血压的发病呈正相关，食盐摄入量大的地区高血压的发病率显著升高。故一般主张，凡有轻度高血压或有高血压家族史的，其食盐摄入量最好控制在每日 5 克以下；对血压较高或合并心力衰竭者，摄盐量应更严格限制，每日用盐量以 1～2 克为宜。

③控制膳食脂肪：食物脂肪的热能比应控制在 25% 左右，最高不应超过 30%。脂肪的质量比其数量有更重要的意义。动物性脂肪含饱和脂肪酸高，可升高胆固醇，易导致血栓形成，使高血压脑卒中的发病率增加；而植物性油脂含不饱和脂肪酸较高，能延长血小板凝集时间，抑制血栓形成，降低血压，预防脑卒中。故食用油宜多选食植物油（如花生油、菜籽油、大豆油等），其他食物也宜选用低饱和脂肪酸、低胆固醇的食物，如蔬菜、水果、全谷食物、鱼、禽、瘦肉及低脂乳等。

④保证膳食中钙的摄入充足。据研究报告显示，每日膳食，钙摄入 800～1000 毫克，可防止血压升高。流行病学调查资料证明，每日平均摄入钙量 450～500 毫克的人群比摄入钙量 1400～1500 毫克的人群，患高血压的危险性高出 2 倍。

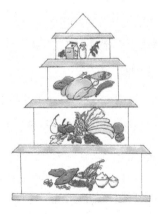

13 应慎与降压药同服的药物

有患者问，哪些药物应慎与降压药同服（俗称"药物相冲作用"）？医学临床发现，慎与降压药同服的药物有多种，列举临床常见的六类如下：

①非甾体类抗炎镇痛药：吲哚美辛、布洛芬缓释胶囊等。当与降压药"血管紧张素转换酶抑制剂"卡托普利、依那普利等合用时，会减弱降压效果。据研究，此类药可抑制前列腺素的合成，使其水平降低，导致：血管发生痉挛收缩，外周阻力增高，血压升高；降低肾脏血流量及水、钠的排泄，引起高血压。故应慎与降压药同服。

②麻黄碱类药：盐酸麻黄碱、含有盐酸伪麻黄碱的感冒药等。据研究，麻黄碱具有如下作用：使血管收缩，血压升高；兴奋心脏，导致心收缩力增强，心输出量增加，使血压升高，故应慎与降压药同服。

③抗心律失常药：β受体阻滞剂美托洛尔等，它与钙拮抗剂地尔硫卓都会引起心率减慢，对心脏传导有抑制作用，故应慎同服。

④三环类抗抑郁药多塞平：会减弱可乐定（抑制交

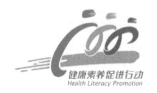
感神经的降压药）的降压疗效，故应慎同服。

⑤祛痰镇咳药复方甘草片：甘草具有类似类固醇激素的作用，使水、钠潴留，引起血压升高，因此，长期同服时可减弱降压药的效果，故应慎同服。

⑥抗结核药物利福平：会影响钙拮抗剂的降压效果。可能是利福平诱导肝药酶，从而促进钙拮抗剂的代谢所致，故应慎同服。

14 高血压患者
用药的误区

医学临床研究发现，目前我国近2.7亿的高血压患者中，普遍存在知晓率、控制率低的问题。而不少患者都存在用药误区：

①遇头昏便擅自加药：其实，高血压患者降压过程出现头昏，可能是血压升高，或血压降低，或其他伴随疾病的症状，正确的做法是临时测量血压。如果头昏是降压过低，此时擅自加药，可使头昏加重，还可能诱发脑血栓等后果。

②有明显症状才服药：有的高血压患者当出现头昏、头痛症状才服药，其实这种做法很危险。很多患者本身没有明显症状，一旦被确诊为高血压，即使没有症状也要服药。

③偏听偏信服药：有的高血压患者喜欢打听偏方，用"降压鞋"、"降压表"、"降压帽"、"降压皮带"等，殊不知这些做法都会延误病情。医学实践证明，高血压治疗要根据每个人血压水平及危险因素，选用不同的降压药。因此都需要医生具体指导，自己不能够擅自做主。

④擅自频繁换药：有的高血压患者不按照医生的指

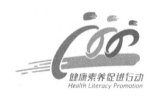
导用药，而是自作主张换来换去，结果导致血压波动，长期得不到有效控制。其实有的降压药作用比较温和，从服药到平稳控制血压一般需 1 周时间，在此期间不要擅自换药。

⑤担心降压药副作用：有的高血压患者看到降压药说明书上的副作用就特别担心，因此不敢服降压药。其实副作用只是对一些特殊患者或特殊情况做出的提示，并不是每个患者都会出现。

⑥服药时间不合理：血压会根据不同时间波动，在服药时要讲究时间。很多高血压患者早上起床后血压出现高峰，容易诱发心脑血管病。这类患者在早上起床 6~7 时就应服降压药。

⑦服药期间不测血压：要想知道降压药有没有效果、药量是否合适，不仅要观察症状是否减轻，更重要的是每天测量血压。患者每天至少测量 1~2 次血压。

⑧血压控制即停药：有的高血压患者血压控制得很好，但担心长期用药会产生依赖性或药物副作用，而自行停药，停药后血压上升（反弹）又开始服药。殊不知血压一降一升，波动过大，会加重心、脑、肾靶器官损害，可能发生严重的并发症（如脑卒中）。通常临床医生建议高血压患者要终生服药，如果血压控制得好，可把药量减少（如每天半粒），而不建议完全停药。

15 高血压患者 外出旅游时的注意事项

高血压患者外出旅游时有哪些注意事项？

众所周知，对高血压患者来说，无论在工作，还是生活中都有很多事情需要注意，不论何时都要做好高血压的监护工作，以免带来生命危险。那么高血压患者外出旅游时有哪些注意事项呢？

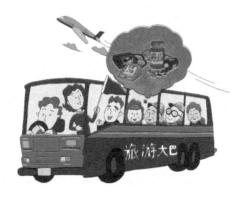

①外出旅游前应做一次必要的体检。以下高血压患者通常不适宜旅游：重度高血压（3 级）或已有并发症（如脑梗死）患者；中、重度心功能不全者；常频繁发作心绞痛者；血压波动大者；伴有严重心律失常者。

②适宜旅游的高血压患者，旅游时应选择安全平稳的交通工具。有人乘车会晕车，可导致血压升高，故乘

车前不宜吃得太饱，患者出发前 30 分钟应服用晕车药。

③适宜旅游的高血压患者，旅途期间应注意保暖，切忌感冒受凉，饮食不宜过分油腻，晚上应当早睡、睡好，以消除疲劳，恢复体力。

④适宜旅游的高血压患者，旅途期间应根据医嘱按时、按量服用降压药。尽可能自带电子血压计以监测血压。

⑤适宜旅游的高血压患者，乘坐飞机时要千万注意：因空中轻度缺氧以及大气压变化的作用更加明显，可出现血压升高、心输出量减少、呼吸困难等症状，甚至引起严重后果。在空中旅行容易引起心力衰竭、心肌缺血。因此，乘机前要先请医生鉴定，以决定能否乘机旅游。

16 在降压过程中 切莫擅自加药或停药

在专家门诊中，遇到一些高血压患者问：在降压过程中遇头昏可以自加药物吗？血压已下降就可停药吗？答案是否定的。医学专家发现，一般高血压患者的治疗时间长，治疗方案很可能多次变换，包括药物的选择等。

①在降压过程中遇头昏切莫擅自加药：其实高血压患者在降压过程中出现头昏，可能是血压升高，或血压降低，或其他伴随疾病的症状，正确的做法是临时测量血压，以确认降压的效果。如果头昏是降压过低，此时擅自加药，可使头昏加重，还可能诱发脑血栓形成等后果。凭自我感觉来估计血压的高低往往是错误的，因高血压患者症状的轻重与血压高低程度不一定成正比。正确的做法是定期测量血压。特别是在冬天，应多测量血压 1～3 次，以确认血压是否波动，如出现头昏症状应及时补测血压，以便调整降压药。

②在降压过程中发现血压降到正常切莫擅自停药：在服药过程中，不能因血压已下降就停药，而停药后血压上升（反弹）又开始服药。因为血压一降一升，波动过大，会加重心、脑、肾靶器官损害，可能发生严重的

并发症，如脑卒中。如果服用长效的药物，通常停药后 1～2 天，血压才开始升高；如果是短效的药物，停药不到 1 天血压就会上升。所以患者擅自停药是很危险的。现今，高血压病目前尚无根治方法，治疗应终身坚持不懈。即使血压确实已稳定一段日子，也应在医生的指导下，服用适当的维持量。

17 防治高血压 饮酒越少越好

据调查发现，我国中年男性饮酒率（指经常饮酒者）为 40%～60%，女性饮酒率较低，为 3%～4%。曾有学者研究饮酒与高血压的关系，发现随着饮酒量的增多，血压也逐渐升高，对过量饮酒者（指每日 2 两白酒或以上）和长期饮酒者来说，其高血压患病率较不饮酒者为高。国外有一项研究报道称，每天饮 3 听（每听约 375 毫升）以上啤酒的人，比不饮酒者脑卒中的危险性大约高 3 倍。美国有一项研究表明，过量饮酒可导致脑卒中、癌症和肝硬化的死亡率增加。

饮酒为何会引起血压升高？那是酒中的酒精在作祟。据研究，酒精引起高血压的原因可能为：

①长期饮酒者，酒精使皮质激素水平和儿茶酚胺水平升高，两者均可使血压升高。

②长期饮酒者，通过酒精激动肾素—血管紧张素—醛固酮系统和血管加压素的作用而使血管收缩，血压升高。

③长期过量饮酒，通过影响细胞膜的流动性和通透性等作用，促使外周血管阻力增加而导致血压升高。

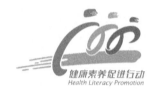
　　酒精的危害还可引发心率增快、心律失常，甚至造成猝死，并可使血液中甘油三酯升高，导致酒精性脂肪肝及动脉粥样硬化等。酒精性脂肪肝可发展为肝纤维化和肝硬化，其预后与门脉性肝硬化相同，即可致腹水、门静脉曲张、上消化道出血等表现。由此可见，长期或过量饮酒可导致多种疾病，对高血压患者尤为不利。因此，世界卫生组织曾在国际高血压日提出"饮酒越少越好"的口号。

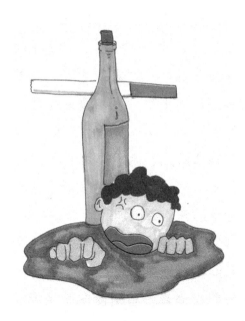

18 治疗高血压
需要联合用药的原因

　　医学研究发现，单药治疗很少能使血压达标（达标率仅为 20% ~ 70%），增大剂量易出现不良反应。联合用药血压达标率可提高至 75% ~ 90%。因为单药治疗，血压下降后会激活调控血压的代偿机制，血压又回到用药前水平。如利尿剂通过扩张血管及利钠，使血压水平下降，但体内钠水平降低，血管扩张，可反射性激活调控血压升高的机制。若联合应用 β 受体阻滞剂，会阻断交感神经兴奋，抑制肾素释放，增强利尿剂的降压作用，对抗利尿剂的副作用。因此，用两种或以上降压药，能够抵消相互副作用，减少每种降压药的剂量，提高疗效。

　　医学临床发现，为达到有效地控制高血压，60% 以上的高血压患者需要联合应用降压药物。

　　临床研究证明，降压达标能降低心、脑血管病的发生率和死亡率。医学专家强调，合理的联合用药是降压达标的有效途径。医生必须按患者的个体状况，制订一个合理的联合用药治疗方案。

　　一般来说，中度（2 级）至重度（3 级）的高血压患者，常需两种或两种以上的降压药物联合应用，方可使

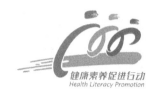

降压达标。联合用药治疗高血压的理由是：单一药物降压效果常不理想或无效；可以保护靶器官（心、脑、肾等）；可以降低单药剂量，中和不同药物引起的不良反应；可以通过协同作用提高降压疗效。

目前认为，两种降压药联用方案有：

钙拮抗剂（如硝苯地平、氨氯地平、非洛地平等）+β受体阻滞剂（如美托洛尔、比索洛尔等）；钙拮抗剂+利尿剂（如氢氯噻嗪、吲哒帕胺等）；钙拮抗剂+血管紧张素转换酶抑制剂（ACEI，如卡托普利、依那普利等），或钙拮抗剂+血管紧张素Ⅱ受体拮抗剂（ARB，如氯沙坦、厄贝沙坦、替米沙坦等）；ACEI（或ARB）+利尿剂。两种以上的降压药联用，如钙拮抗剂+ACEI+利尿剂、钙拮抗剂+β受体阻滞剂+ARB+利尿剂等。

值得提出的是：

①同类药物不宜联合使用，否则副作用会增多。

②老年患者对药物敏感性较高，注意从小剂量开始逐步调整用药种类及剂量。

③对2级以上的高血压患者也可选用"固定复方制剂"作为治疗。

④患者应改掉不良的生活方式（应戒烟限酒、低盐饮食、适量运动等），否则会造成联合降压治疗无效。

19 高血压患者 使用阿司匹林的方法

预防血栓性疾病是高血压治疗的重要目标之一。阿司匹林的作用是抑制血液中血小板聚集的功能，防治血栓性疾病。大量的证据显示：阿司匹林可以有效预防心脑血管疾病的发生。因此，阿司匹林是高血压患者的基本治疗药物之一。

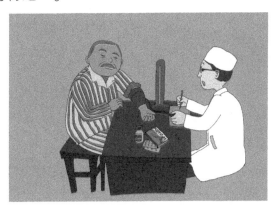

哪些高血压患者应该服用阿司匹林呢？医学专家建议三类高血压患者应该使用：

①50 岁以上的高血压患者。

②50 岁以下的高血压患者，合并下述任一危险因素或疾病，包括冠心病、脑梗死、吸烟、肥胖、糖尿病、冠心病家族史、血脂异常等。

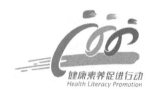
③有血栓性疾病（如脑血栓、心肌梗死等）的高血压患者。

为了减少阿司匹林的副作用，医学专家提出：①高血压患者如果合并有溃疡病、严重肝病、出血性疾病时需慎用阿司匹林；②高血压患者需服用降压药物并要有效控制血压；③由于芬必得（布洛芬缓释胶囊）等药物能减弱阿司匹林的作用，尽量避免两者合用。

医学专家建议，使用阿司匹林时应注意：

①要服用肠溶片：因为非肠溶片在胃内即溶解，对胃黏膜有刺激作用，质优的肠溶片（如拜阿司匹林肠溶片）在胃内完全不溶解。

②服药时间：应晚饭后立即服用（由于晚上 18～24 时是人体新血小板生产的主要时间段，而肠溶阿司匹林服用后 3～4 小时才能在人体内达到血药浓度的高峰），这样既减少了对胃的刺激，又能很好地抑制血小板聚集。

③服药剂量：每天 100 毫克（小剂量）是合适的剂量，剂量过低不能产生治疗效果。

④有的患者对阿司匹林处于抵抗状态。因此，对血液黏度高的患者，服阿司匹林 1～2 个月后，应复查血液黏度和血小板聚集率，如无下降则可能患者有阿司匹林抵抗，应考虑停服阿司匹林。

20 高血压患者的家庭护理

医学临床观察表明，高血压患者要理想地控制血压，不能单靠药物来维持，还可以通过家庭护理方式来辅助降压治疗。

医生告诫患者及其家属，必须谨记：

①高血压是可防、可治、可控制的疾病，关键在于自我保健。

②自我保健也是一种基础治疗，宜采用"合理膳食，适量运动，戒烟限酒，心理平衡"的 16 个字措施。

③已确诊为高血压的患者，现在服用降压药后血压虽正常，仍应诊断为高血压。高血压目前尚无根治方法，治疗应终生坚持不懈。

那么，高血压患者的家庭护理措施有哪些呢？

①家人要了解高血压的知识，合理安排患者的生活，定期督促患者测量血压，以观察病情。

②敦促患者按时、按量服用降压药物。

③患者需坚持长期规则治疗和保健护理，不可随意添加或停用药物。

④合理调节患者的饮食，以清淡为主，坚持少盐、

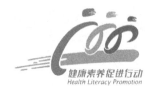
少脂、忌烟、忌酒的原则。

⑤尽量使患者保持开心、平静的状态（心理平衡），避免受到各种刺激而影响血压升高。不要过度兴奋所致。

⑥让患者定期参加一定的运动（适量运动，但要避免剧烈运动），使患者心胸开阔，并可促进全身的血液循环。

⑦患者保持大便通畅，必要时可以在医生的指导下使用开塞露或服用缓泻药物。不然便秘使劲的时候，血压会升高而发生意外。

⑧患者应定期到医院检查，如果患者血压持续升高或出现头晕、头痛、恶心等症状时，要立刻就医。

⑨避免持续用力咳嗽而使血压升高。

⑩天气寒冷时因血管收缩，可使血压升高，所以一定要注意保暖。

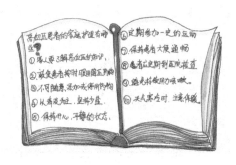

第七章

高血压与脑卒中

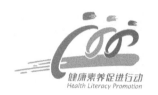

1 脑卒中的概念

脑卒中是脑中风的学名，俗称"中风"，因其发病突然又称为脑血管意外。是一种突然起病的脑血液循环障碍性疾病。是一组以脑部缺血及出血性损伤症状为主要临床表现的疾病，具有极高的病死率和致残率，主要分为两大类：出血性脑卒中（脑出血、蛛网膜下腔出血、硬脑膜外及硬脑膜下出血等）；缺血性脑卒中（短暂性脑缺血发作、脑梗死、脑血栓形成等）。临床医学指出，"脑梗死"依据发病机制的不同，分为脑血栓形成、脑栓塞和腔隙性脑梗死等类型。其中"脑血栓形成"是"脑梗死"最常见的类型，约占全部"脑梗死"的60%，因而通常所说的"脑梗死"实际上指的是"脑血栓形成"。

脑卒中的死亡率有随年龄增长而上升的趋势，由于一直缺乏有效的治疗措施，目前认为预防是最好的措施，因此，加强对全民普及脑卒中的危险因素及先兆症状的教育，才会真正获得有效的防治效果。

脑卒中是以猝然昏倒、不省人事，伴发口眼歪斜、言语不利、半身不遂或无昏倒而突然出现半身不遂为主要症状的一种疾病。发病后的主要症状包括：头痛、头晕、恶心、呕吐、意识障碍；肢体活动不灵，突然跌到；突然出现失语或听力障碍；突然出现一侧肢体麻木；出现"三偏"之一，即偏瘫、偏身感觉障碍和偏盲（视觉障碍）。

通常，根据脑动脉狭窄和闭塞后，神经功能障碍的轻重和症状持续时间，分三种类型。

①短暂性脑缺血发作（或称"一过性脑缺血发作"）：

第一是颈内动脉缺血表现为突然肢体运动和感觉障碍、失语，单眼短暂失明等，少有意识障碍；

第二是椎动脉缺血表现为眩晕、耳鸣、听力障碍、复视、步态不稳和吞咽困难等；

第三是症状持续时间短，可反复发作，甚至一天数次或数十次。可自行缓解，不留后遗症；

第四是脑内无明显梗死灶。

②可逆性缺血性神经功能障碍：与短暂性脑缺血发作基本相同，但神经功能障碍持续时间超过 24 小时，有的患者可达数天或数十天，最后逐渐完全恢复。脑部可有小的梗死灶，大部分为可逆性病变。

③完全性脑卒中：症状较短暂性脑缺血发作和可逆性缺血性神经功能障碍严重，不断恶化，常有意识障碍。脑部出现明显的梗死灶。神经功能障碍长期不能恢复，完全性脑卒中又可分为轻、中、重三型。

我国是脑卒中发病大国，每年有 150 万～200 万新发脑卒中患者。高血压是脑卒中最重要的危险因素，因此控制血压是减少脑卒中发生的关键。

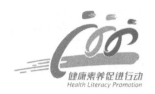
2 高血压与脑卒中的关系

医学临床实践证明，高血压是脑血管疾病最重要的发病因素。在所有脑卒中的患者中，至少有50%以上是由高血压引起的，尤其是出血性脑卒中（脑出血）。脑卒中的危险性与收缩压的高低有直接的关系。

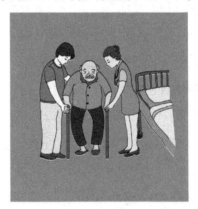

①降低血压可有效地减少脑卒中的发病率：医生研究证明，当患者的舒张压下降5～6mmHg，收缩压下降约为舒张压的2倍（10～12mmHg）时，可以使脑卒中的发病率下降38%。医学研究证实，在所有脑卒中的危险因素中，高血压是最可以干预、最容易干预也是干预效果最好的。也就是说，如果能把患者的血压降到合理的水平，脑卒中的发病率至少可下降38%～50%。

②控制血压可有效地预防脑卒中再发：脑卒中的再次发作（复发）也是不容忽视的问题。一般脑卒中患者复发后病情会一次比一次重，后遗症一次比一次多，治疗效果也是一次比一次差。在初次发生脑卒中的幸存者中，每6人中就有1人在5年内会再次出现脑卒中。到目前为止，预防脑卒中再发的措施十分有限，有证据证明，唯一的措施就是有效地控制患者的血压。

③脑卒中的早期调节好血压是脑卒中治疗的关键：在临床上，血压升高是急性脑卒中患者常见的症状。在脑卒中的早期，过于积极的降压治疗也常常会给患者带来危害。医学研究证实，患者在脑卒中的早期其血压升高和脑神经丧失的严重程度并无关系。尤其是当患者出现脑梗死时，在其脑部梗死中央的核心周围，围绕着一圈（一层）尚有神经细胞存活的"缺血性边缘区"（也叫"半暗带"）。此处血液供应已经受到影响，只有被动地依靠较高的血压来维持血液供应。此时如果过度降压，势必会进一步影响该处的血液灌注，使梗死的面积扩大。但是，如果长期血压升高，可加重患者脑部的缺血状态，导致脑水肿的形成和颅内压升高，使患者脑梗死的面积扩大。由此可见，在脑卒中的早期，调节好血压是脑卒中治疗的关键，除非是严重的高血压，一般不主张在脑卒中早期对患者进行降压治疗。

目前认为，在脑梗死发生的24小时内，可以让患者的血压维持在较高的水平，这样有利于"半暗带"的恢复。虽然治疗脑卒中的重要措施是降低颅内压和血压，但并不是指一味地降低血压，而是积极地降低颅内压，谨慎地调节血压。

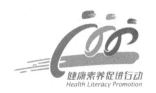
3 脑卒中的危险因素

流行病学调查表明：一些因素与脑卒中的发生密切相关，被认为是本病的致病因素，又称危险因素。它们分为两类：一类是无法干预的；另一类是可以干预的，如能对这些因素予以有效的干预，则脑血管病的发病率和死亡率就能显著降低。

①引起脑中风的无法干预的危险因素有：年龄、遗传因素等。

②引起脑中风的可以干预的危险因素有：高血压、低血压、心脏病、心律失常、糖尿病、高脂血症、吸烟、饮酒、肥胖、口服避孕药，饮食因素如高盐、多肉、高动物油等。

第一是高血压（尤其是 H 型高血压）：是脑卒中的首位危险因素。据报道，80% 以上的脑血栓患者、90% 以上的脑出血患者合并有高血压。一般说来，高血压患者发展成脑卒中平均年限为 10～15 年。高血压发生的年龄越早，程度越重，持续的时间越长，发生脑卒中的几率越大。医学研究表明，高血压是引发脑卒中最直接、也是最主要的因素。临床发现，高血压通过各种机制损伤脑血管：血压升高可引起全身细小动脉的痉挛，造成血管壁的损伤，血管壁弹性减退，动脉粥样硬化等；

第二是动脉粥样硬化：是脑卒中的第二位危险因素。动脉粥样硬化最易发生在人体重要脏器的血管如脑、心、肾等处。脑动脉粥样硬化斑块破裂的严重后果可导致脑卒中；

第三是心脏病：是脑卒中的第三位危险因素。心脏病患者尤其在发生心力衰竭，特别是并发心律失常（心房颤动）时，其心腔内某些部位血流缓慢甚至停滞而易发生附壁血栓，心内血栓一旦脱落便可随血流堵在全身各部位的动脉，其中最常见且最严重的就是堵塞了脑动脉即引发了脑栓塞，可以说脑栓塞发病在多数情况下是心脏惹的祸；

第四是其他：脑卒中的危险因素还有糖代谢紊乱、脂代谢紊乱、吸烟酗酒、肥胖、缺少身体活动和心理因素等，这些因素与高血压以及动脉粥样硬化互为因果，一个人具有的危险因素越多则脑卒中的危险越大。

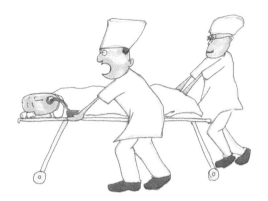

③为什么吸烟人群容易患脑卒中呢？

第一是烟草中含有一种叫做尼古丁的物质，对人体有毒害作

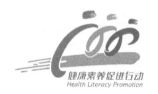
用，吸烟将尼古丁吸入体内后，促使肾上腺释放大量的儿茶酚胺，使血管痉挛，心跳加快，血压升高而诱发脑出血；

第二是尼古丁促使肾上腺素分泌增多，可使血中胆固醇增高，脂肪沉积形成动脉粥样硬化；

第三是吸烟的烟雾中含有一氧化碳，经肺吸收到血液里，可与红细胞的血红蛋白结合成碳氧血红蛋白。后者失去了携带氧的能力，会使血中的含氧量降低，因而引起脑血管和脑组织缺氧；

第四是尼古丁可促进红细胞聚集，白细胞沉积，使血液黏度增高，血流变慢，容易引起脑血栓。

高血压与腔隙性脑梗死的关系

　　医学临床上，腔隙性脑梗死（简称"腔梗"）是以病理诊断而命名的。它是指一种直径 15～20 毫米以下新鲜或陈旧性脑深部小梗死的总称。受损血管为大脑中动脉及其底动脉深穿支，当小动脉闭塞后，可引起多个大小不同的脑软化灶，最后形成大大小小的腔隙。腔隙病灶主要发生在基底神经节和脑桥基底核，而不发生在大脑皮层和小脑皮层。腔隙性脑梗死在高血压患者，特别是中老年高血压患者中常见。

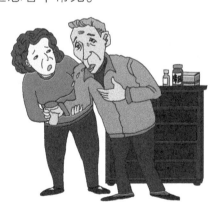

　　①腔隙性脑梗死的原因：高血压是直接原因。国外报道腔隙性脑梗死伴发高血压者为 90%，国内文献报道介于 66.8%～82.4% 之间。高血压之所以易引起腔隙性

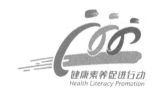
脑梗死，原因在于长期增高的血压会引起动脉粥样硬化，导致动脉内皮细胞损伤、血小板聚集、血栓形成等一系列病理变化，从而引起腔隙性脑梗死发生。腔隙灶常在作颅脑 CT 或磁共振（MRI）检查时发现。

②腔隙性脑梗死的表现：患者可表现为不同的神经系统症状：

第一，最常见的是一侧肢体的无力或麻木，或言语欠流利，或走路偏斜、头晕、智力减退等；

第二，有人表现为走路不稳当，说话舌根发硬，喝水呛咳等；

第三，也有的患者没有任何症状。

如果腔隙性脑梗死反复发作，患者可出现智能障碍，甚至血管性痴呆，生活不能自理。因此，老年人"无症状性脑卒中"应引起重视，积极控制高血压、高血脂等疾病，采取科学的饮食和运动方式。

必须指出的是，即使血压控制得好，中老年人一旦出现原因不明的肢体无力、记忆力减退、动作失调、说话含糊不清等症状，也要引起充分重视。如果出现类似症状，应该到医院做颅脑 CT 或磁共振检查。

③腔隙性脑梗死预后多数良好，病后 2 ~ 3 个月明显恢复，死亡率和致残率较低，但复发率较高。影响预后的主要因素取决于病灶的部位、大小、数量及并发症。

5 诊断脑卒中的辅助检查

脑卒中分为缺血性和出血性，两者治疗方法截然相反，早期确诊可明显降低脑卒中的不良预后。辅助检查在验证病变部位、定性诊断，提供额外诊断线索和评估病情方面起到重要作用，临床常规辅助检查包括：

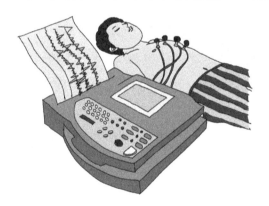

①血液化验和心电图：血液化验包括血常规、血流变、血生化（包括肾功能、血糖及血脂）。这些检查有利于发现脑梗死的危险因素。

②神经影像学检查：可以直观显示脑梗死的范围、部位、血管分布、有无出血、梗死病变的新旧等。发病后应尽快进行颅脑 CT 检查，虽然早期有时不一定能显示病灶，但对于排除脑出血至关重要。多数人发病 24 小时

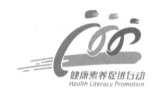

后在 CT 上可逐渐显示梗死区域，发病后 2～15 天可见均匀片状或楔形的明显梗死区域。发病后 2～3 周为梗死吸收期，由于梗死病变水肿消失及吞噬细胞浸润可与周围正常脑组织等密度，故颅脑 CT 平扫上难以分辨。增强 CT 扫描有诊断意义。

颅脑磁共振（MRI）可清晰显示早期缺血性脑梗死、脑干或小脑梗死、脑部静脉窦血栓形成等，为早期治疗提供重要信息。MRI 的最大缺陷是诊断急性脑出血不如 CT 灵敏，标准的 MRI 对发病几个小时内的脑梗死不敏感。

颅脑 CT 和 MRI 检查是神经科医师临床常开的辅助检查，两者各有优势。

③血管造影：数字减影血管造影（DSA）、CT 血管造影（CTA）和磁共振血管成像（MRA）可以显示脑部大动脉的狭窄、闭塞和其他血管病变，如动脉炎、动脉瘤和动静脉畸形等，可以为脑卒中的血管内治疗提供依据。其中 DSA 是脑血管病变检查的金标准。

④彩色多普勒超声检查：可发现心脏附壁血栓、心房黏液瘤和心脏二尖瓣脱垂，对脑梗死不同类型的鉴别诊断有意义。

⑤腰穿检查：仅在无条件进行 CT 检查、临床又难以区别缺血性与出血性脑卒中时进行，一般脑血栓形成患者脑脊髓液压力、常规及生化检查正常，但有时仍不能据此就诊断为缺血性脑卒中。

6 高血压性脑出血的诊断

高血压性脑出血系由脑内动脉、静脉或毛细血管破裂引起脑实质内出血的一种自发性脑血管病。亚洲国家患者脑出血以高血压多见，发病人数占脑出血患者的70%以上。尽管出血性脑卒中比缺血性脑卒中的发病率低，但我国高血压性脑出血的发病率要高于西方国家。

高血压性脑出血以50~60岁的高血压患者发病最多，通常在情绪激动、过度兴奋、排便、屏气用力或精神紧张时发病。脑出血前通常无预感，突然发生，起病急骤，很快出现意识障碍及偏瘫等完全性脑卒中的表现，往往在数分钟到数小时内发展到高峰。虽然国内外已有众多医学机构研究，但其病死率仍居高不下，3/4以上存活者遗有不同程度的残疾。此病预后不良，总病死率超过50%。起病后2天内死亡者最多见。首次发病的病死率随年龄增高而增高，40~60岁组病死率为40%左右，60~70岁组为50%左右，71岁以上者为80%左右。

高血压性脑出血病情程度的轻重和预后，受患者的年龄、并发症、血肿位置、血肿形态、血肿大小、临床分级、血肿是否破入脑室等多种因素的影响。

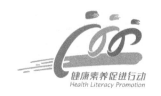
目前，国内外没有公认的高血压性脑出血诊断标准，主要采用排除诊断法。过去诊断高血压性脑出血，大部分靠经验，并结合患者的病史特点、体检及颅脑 CT 等作出诊断。然而部分高血压患者合并动脉瘤、血管畸形等其他脑血管疾病；又如海绵状血管瘤出血，只能在超早期或晚期强化 MRI 检查时才能诊断。故常使临床上出现误诊、误治的情况。参考诊断标准如下：

①明确的高血压史。长期、慢性高血压可加速动脉硬化，导致脑小动脉的微型动脉瘤或玻璃样变，是脑血管破裂出血的病理基础。任何原因使血压进一步升高，都可以导致脑出血。

②典型的脑出血部位，特别是基底核区血肿。

③CT 血管成像（CTA）、MR 血管成像（MRA）或数字减影血管造影（DSA）检查排除其他脑血管病。如血管硬化、淀粉样变。

④超早期或晚期强化颅脑磁共振（MRI）检查排除海绵状血管瘤或其他瘤卒中。

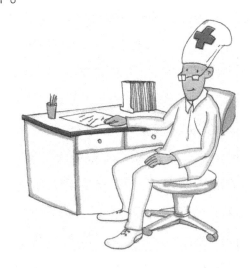

7 应对突发脑卒中的方法

脑卒中是各种原因使脑血管发生病变引起的急性脑部疾病的总称。医学临床表现为突然出现头晕、眼花或突然晕倒，继之出现肢体瘫痪、口眼歪斜、失语、昏迷等。一旦出现上述情况，应立即采取保护措施，防止疾病进一步发展。

①首先判断是否脑卒中：尽快识别脑卒中是治疗的关键。脑卒中虽然发病急，但前期有征兆，目前国际上将"FAST"口诀作为判断脑卒中的预警信号。通俗讲就是"言语含糊没笑容，胳膊不抬奔医院"：

第一是言语含糊：是指出现说话不清楚或无法说话的现象；

第二是没笑容：就是对着镜子微笑或是伸舌头，如果出现脸歪嘴斜、舌头偏向一边，便是异常情况；

第三是胳膊不抬：是观察双手能否同时抬高平举，若其中一只手无力下垂，便是异常情况。

一旦身边有人出现上述3条中的任一条或多条，可判断为脑卒中，应立即拨打120急救电话，即刻将患者送往附近有溶栓能力的医院救治。

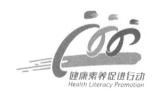
②已经明确脑卒中的患者，应立即送往医院：当脑血流中断后，每分钟死亡的脑细胞高达190万。尽早开通梗死血管，尽可能地避免大量脑细胞死亡，能保护脑功能，降低患者致残率或死亡率，同时显著改善患者预后。因此，抢救突发脑卒中患者的关键在于时间，时间就是生命。

③尽快进行溶栓治疗：急性脑卒中的治疗时间窗非常窄，通常溶栓要在发病3小时或者4.5小时之内进行，故一定要让患者尽量在3小时之内到达医院。患者在到达医院后，急诊神经内科医师会尽快完成评估（特别是平扫CT）并作出治疗决策。符合溶栓条件的患者，要立即进行溶栓治疗。

目前，国内外主要有静脉溶栓、动脉溶栓、动静脉联合溶栓3种溶栓方法。其中以静脉溶栓疗效最确切。该方法是在发病4.5小时内，将重组组织型纤溶酶原激活剂注入静脉血管以溶解堵塞的血栓，从而使被阻塞的血管再通。

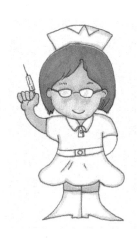

8 高血压伴脑卒中的康复治疗

脑卒中患者度过急性危险期后，就进入了康复锻炼阶段。对于脑卒中的患者而言，锻炼是康复过程中必不可少的一环。通过康复锻炼，可以促进瘫痪肢体的功能恢复，防止痉挛，增进身体的康复，以预防并发症的发生。

脑卒中患者功能康复的程度，与早期临床治疗和康复治疗的时间有直接关系。临床上有一个"时间窗"的概念，即从发病时起，力争在 3～6 小时内给予药物治疗，尽可能保护脑神经细胞，减轻损伤程度。康复训练也有个"时间窗"，发病 3 个月内是康复训练的"黄金时段"，脑卒中患者康复训练开展得越早，功能恢复得越好。

康复治疗是一个系统工程，主要包括：

①运动疗法：用于恢复偏瘫患者的运动功能，主要是一对一（即一个康复治疗师对一个患者）的手法治疗。治疗方法是根据中枢神经发育学原理，通过促进技术恢复患者的运动和感觉神经，抑制异常运动和反射。也配合使用一些运动器械促进患者的运动能力。

②作业疗法：是针对上肢运动能力、手的协调性和

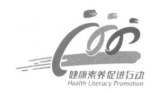
精细活动进行的康复治疗，目的是恢复患者的日常生活活动能力。

③物理治疗：如功能性电刺激、生物反馈治疗和相应的物理治疗，改善偏瘫的肌肉和循环问题。

④言语治疗：对伴有言语功能障碍的患者进行治疗，以改善患者的言语沟通能力。

⑤心理治疗：脑卒中偏瘫患者常伴有抑郁、焦虑情绪，需要给予适当的心理干预。

⑥康复工程：对于偏瘫肢体可以配置适当的矫形工具，以阻止肢体变形，辅助功能活动。

⑦康复护理：患者发病早期或卧床期的肢体功能位摆放和被动活动，预防呼吸道、泌尿道和胃肠道的并发症等。

国外最新医学研究认为，脑血管病康复应从急性期开始，甚至是发病后第二天就可以配合康复训练。患者住院期间就应该开始康复锻炼，家属可以帮助患者做被动运动，避免引起偏瘫患者肢体障碍的许多不良姿态；病情稳定后，应在康复医师的指导下，练习翻身、坐起、站立、走路，为以后的功能康复打下基础。

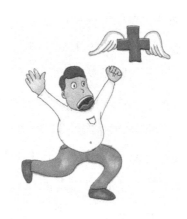

图书在版编目（CIP）数据

高血压防治常识/罗伟,李萍主编.
——南昌:江西科学技术出版社,2016.1
ISBN 978－7－5390－5459－9

Ⅰ.①高… Ⅱ.①罗… ②李… Ⅲ.①高血压－防治 Ⅳ.①R544.1

中国版本图书馆 CIP 数据核字(2015)第 312469 号

国际互联网(Internet)地址:http://www.jxkjcbs.com

选题序号:KX2015041

图书代码:D15086－101

高血压防治常识

主编/罗伟 李萍

责任编辑/范春龙

出版发行/江西科学技术出版社

社址/南昌市蓼洲街 2 号附 1 号

邮编/330009　电话//(0791)86623491　86639342(传真)

经销/各地新华书店

印刷/北京虎彩文化传播有限公司

版次/2016 年 3 月第 1 版

2016 年 3 月第 1 次印刷

开本/787mm×1092mm　1/16　10 印张

字数/100 千字

书号/ISBN 978－7－5390－5459－9

定价/28.00 元

赣版权登字－03－2015－237